神戸・西宮「明和病院」20年の軌跡

改革者

〜“自然体”を貫いたリーダーの実践術〜

明和病院　理事長・院長　山中若樹 著

プレジデント社

はじめに

「改革」――ここには、とてつもなく大きなパワーを要します。ただ、その方向性は、在るべきものが、在るべき形になるようにすること、これに尽きるといえます。

私は20年にわたって明和病院がより良くなるようにと力を尽くしてきましたが、ここで大切にしていたのは〝自然体〟で取り組むということです。「在るべきもの」とは何か、「在るべき形」にするためにはどうしたらいいのか、これらを考えるためには〝自然体〟でいること、〝自然体〟で向かうことが、とても重要なのです……。

私の生まれは神戸ですが、小学校に上がるまで過ごしたのは、香川県善通寺市でした。父親の仕事の関係で、大学の広いキャンパス全体が庭であるような職員住宅で暮らし、のびのびと田舎の良さを満喫したものです。その後、小学校高学年のときに兵庫県の西宮に戻りました。

父は教師で、学生運動で大学が荒れていた時代に教鞭を執っていました。日和見する職員が多い中、学生と対峙しても信念を曲げることがなかった父は、学生たちから一目置かれ、運動が下火になってからは、反目していた学生からむしろ好かれたということを、後々、耳にしたことがあります。

厳格でありながら情が深く、幹部候補生として戦地へ赴くことを良しとせず、あえて一兵卒として志願の上で出征したということも、急逝した父の遺稿集で知りました。また、終戦後はシベリアに1年間も抑留され、ようやく戻ってきたという信念の人です。

母は、若い頃は文学少女だったのではないかと思うほどの読書家で、教育には、一家言持っていました。医師になってからは、「医者になったからには、一生、勉強しなければだめよ」とよく言われたものです。

私が教育を重視するようになったのも、このような両親に育てられたからなのかもしれません。また、医師を目指すことになったのも、母が医家の娘であり、親類にも医師が多かったという環境がおおいに影響していたと思います。さらに、友人が医学部を目指したことも重なって、私は信州大学医学部へ進学し医師の道を歩む決意を固めました。

大学卒業後は、当時、師匠である岡本英三先生が率いていた創設間もない兵庫医科大学第一外科に就職しました。1975年（昭和50年）の春のことです。そこに決めた理由は単純明快、当時の医局の様子が実に楽しそうだったこと、そして宝塚市の自宅から近かったからです。

入局した翌年、1年間という短い期間ではありましたが、明和病院の外科に研修医としてお世話になりました。その後、兵庫医科大学第一外科に戻り、米国留学も含め、四半世紀に近い期間、消化器外科を学び、後半には肝胆膵外科、さらには肝移植領域に特化していきました。

そして、2001年（平成13年）の春に、「明和病院」へと転籍しました。とはいえ、就職先選びのきっかけも単純なもので、大学への通勤の車中で、偶然、当時の明和病院・森俊雄院長にお会いしたことです。そのときに、丁寧に「お誘い」を受け、それが理由の一つになったといえます。

また、研修医として明和病院で過ごし、研修期間を終えて病院を去る最後の日、玄関先で、新明和工業から出向されていた当時の理事長から「将来、いつかまた戻ってきてください」と温かい言葉をいただいた姿も思い浮かび、明和病院に転籍したときには、不思議な強い縁を感じました。

転籍した当時、明和病院の外科は、私を含めて医師はわずか4名だけ。しかし、内科病棟にまで手術症例を探しに行ったり、明和病院として初めてとなる医療にも挑戦したりしました。ただ、昼休みにはテニスをしたり、夕方から囲碁やマージャンを楽しんだりする先生もおられ、昔ならではののどかな病院でした。

明和病院の親会社である新明和工業の前身は、第二次世界大戦中に「紫電改」という戦闘機などを製造していた「川西航空機」という会社になります。終戦後、当時の川西社長は「敗戦になったとはいえ、医療は一日もゆるがせにはできない。ことに工場周辺の住民にはいろいろと迷惑をかけたので、今後は医療をもって地域に奉仕したい」という決意を示され、それまで会社が有していた付属病院の4院や、診療所の中で鳴尾病院のみを残しました。

この鳴尾病院が現在の明和病院の母体です。川西航空機は、戦後の一時期「新明和興業株式会社」に社名変更しましたが、それが丁度、1949年（昭和24年）11月5日。これは、偶然ですが、私の生まれた2日後のことでした。

明和病院に私が転籍してきた当初、まずは兵庫医科大学第一外科時代に習得した肝胆膵診療を展開しました。当初は孤軍奮闘に近い状況で、ブルドーザーのように邁進を続けたのです。当時の院長には「もう少しお手やわらかに……」と、たしなめられたこともあります。ただ頑張って仕事していると、どこかで誰かがそれを見ていて、有能なヒトが集まってきてくれました。それは私の励みにもなりましたし、正直とても嬉しいものでした。

本書は、「改革」を展開していくプロセスにおいて、私が何を考え、何を実行してきたのかを記録としてまとめたものです。

現在、新型コロナウイルスの感染拡大により、世界および日本の社会・経済には暗雲が垂れこめています。組織をマネジメントするリーダーの方々には、私が実践してきたことを共有いただき、また、ご自身が実践していこうと考えられている「改革」の道しるべにしていただければと考えています。

ただ本書に書いてあることは、私がその時々に最善と思ったものを実行していただけですので、一貫性がない部分があるかもしれません。そこはご容赦いただき、それでも本書を通じて、何かしらの気づきを得て、何かを発見していただければ幸いです。

Contents

Contents

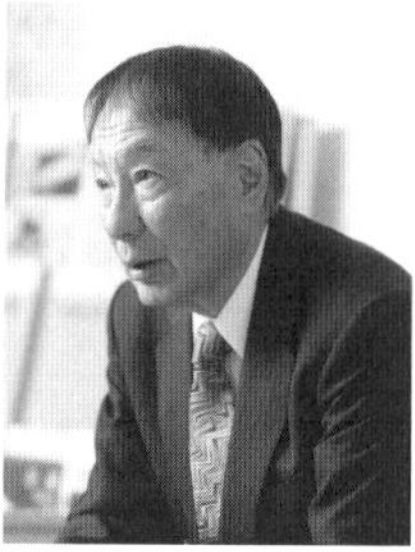

Naoki Yamanaka

「親切であり、
信頼される。
これが選ばれる
基本になる！」

第1章

「理念」と「信念」は、ブレずに！

Chapter 1

改革を目指した〝理念〟は、シンプルな言葉で設定すべき

「理念」を改めて設定する必要がある——私が2005年（平成17年）に明和病院の院長を任せていただくことになったとき、病院をとりまく外的環境や病院内の状況を振り返って強く感じたのは、このことです。

企業には、たいてい「経営理念」や「企業理念」があるものです。広辞苑を引いてみると、経営理念とは「企業経営における基本的な価値観・精神・信念あるいは行動基準を表明したもの」と解説されています。要は、創業者や経営者の経営哲学を端的な言葉で表し、経営する上での根本的な考え方、守るべき指針を示したものです。

明和病院は、第二次世界大戦時の１９４２年（昭和17年）に川西航空機という企業の附属病院として誕生した、とても歴史ある病院です。１９５４年（昭和29年）に地域密着型の総合病院（医療法人）として運営されるようになってからは、周辺に大きな病院がなかったという環境に加え、歴代の院長、先生方、職員たちの努力などもあいまって、長らく地域の方々から頼られ親しまれてきた病院でもあります。

しかし、私が院長に就任したころは、明和病院がある兵庫県・南阪神地域には大規模な急性期病院ができていました。明和病院のような民間の中規模病院では、そういった大規模病院の診療範囲には太刀打ちできません。座して待っているだけでは、地域の方々が当院を頼ってくるような状況にはなりません。

「このままでは、生き残っていけないのでは……」と感じました。そこで、病院の存続・発展のために何をしていかなければならないのかを、真剣に考える必要があったのです。

例えるなら「〝ぬるま湯〟に浸りきっていてはダメだ」といった感じの危機感を持たなければなりませんでした。この状態を変えるには、医師や医師の指示の下で業務を行う医療従事者（コメディカル）、事務員など全スタッフの意識から改革していかなければなりません。

そのための第一歩として、病院経営の核となるものであり、これからの明和病院が最も大切にすべき「理念」を、シンプルな言葉で設定しようと考えました。何事も「シンプルがベスト」ということに尽きるのです。

親切で信頼される病院へ

理念を単純化する際に考えたこととは、「わかりやすく」「誰もが納得できる」ものにしようということです。小難しい言葉では、その意味するところが頭に染み込むまで時間がかかりますし、そもそもなじみのない言葉は覚えられるものではありません。

また病院は、様々な職種が混じり合う複雑系の業種ですから、皆が共有できるものであることも重要です。医師は納得できるけれど事務方にはピンとこないといった「理念」では、病院内の共通言語にはなり得ないからです。その上で、明和病院をどのような病院にしたいのか考えたとき頭に浮かんだのが、「地域の方々から信頼され、病気になったとき親切な病院として思い出してもらえる病院でありたい」ということです。


では、信頼される病院とはどのような病院のことをいうのでしょう。

患者さん視点で発想して行動できること。患者さんにとっての最良の医療を提供するために、常に質の向上を目指して医師が生涯学習に努めること。医療ミスなどを未然に防ぎ、安全で安心な医療環境を構築すること。これらを実現するため、全スタッフが部門や職種を越えて横断的に垣根なく連携し合うこと。ほかにもいろいろあるとは思いますが、どれか一つでも欠けてしまうと、理念から遠のいていきます。こういったことを形にするには、制度や仕組みを整えたり、設備を充実させたりしていく必要があります。

ただ、最も重要なことは、「親切心」ではないだろうかと思いました。患者さん視点で物事を発想するにも、患者さんのことを思って行動するにも、その根っこの部分として、「思いやりをもって人のために動くことができる親切心」が欠かせないからです。

例えば、最良の医療を提供するためにプライベートの時間を使って最新の論文に目を通したり、医療ミスを防ぐために気を配ったりできるのは、やはり患者さんのためにという使命感があってこそだといえるでしょう。

また、患者さんに対してだけではなく医師や看護師、職員相互が親切であろうとすることは、仕事の生産性を上げるのみではなく、働きがいのある職場づくりにもつながります。患者さんのために何かをしようと思うには、会スタッフがやりがいを持って仕事に集中できる環境を整えることが大切です。
そのようなわけで、明和病院の「理念」を次のように単純化しました。

「親切で信頼される病院を目指す」

まったく奇をてらうことのない、ありふれた表現かもしれません。しかし、「親切」と「信頼」は〝地域の方々から選ばれる病院〟になるための根底を支えるものであり、誰もが納得してくれるはずだと考えたからです。
全スタッフに「理念」を浸透させ、意識から改革していくには、この納得感がとても重要になってきます。

改革のPOINT

「理念」は、わかりやすく、納得感のあるものを

改革を目指した“理念”は、シンプルな言葉で設定すべき

「病院と患者」＝「会社と顧客」。この〝信念〟を組織に浸透させる

病院は、病気を治療する場所であり、人の命と向き合う施設です。そのため、ある種、清廉な人たちが働いている場所と考えられ、お金や利益などといった世俗的なものとは切り離されてイメージされがちです。

しかし、医師や職員たちはボランティアではありません。雇い、働いてもらうにはお給料を支払う必要があります。当たり前ですね。そして、そのお給料は、民間病院の場合、患者さんに安心と的確な治療を提供することでいただいている治療費、つまり厚生労働省が定めている診療報酬から出ています。

そういった意味では、お客様に商品やサービスを提供する対価としてお金をいただき、その中から従業員に給料を支払っている一般企業と何ら変わる

ところはありません。

民間病院も一般企業同様、無駄な経費がかさむほど経営が圧迫されるため、医師であってもコスト感覚が求められる点も同様です。

一般企業で働いている人からすれば、「何を当たり前のことを」と思われるかもしれません。

しかし、日頃、病院の経営にタッチすることのない現場で働いている人たち、特に医師にはこの感覚があまりないのが実情です。学生時代や卒業後にこのような教育を一切受けていませんので仕方のないことかもしれません。

医療人として成長し、医療技術に磨きをかけることにおおいに力を注ぐべきである若手医師なら、コストや業績といったことに疎くてもいいでしょう。しかし、病院の発展に貢献すべき管理職の立場にある医師は、コスト感覚を持ち、診療業績向上を意識し、積極的に貢献しようという気持ちを持っていてしかるべきです。

それなのに、受験競争に勝ち抜いた医師の中には、勘違いして「自分は治療を施すエラい人」だと思い上がり、患者さんやスタッフに対して上から目線で接する者もいます。そのような態度で接していては、「理念」に掲げている親切で信頼される病院になることなど夢のまた夢です。

医療人は、目の前にいる患者さんが自分たちの生活を支えているのだということに気づかなければなりません。「自分が患者を治してやっている」という一方的な思い込みだけでは、トラブルは起こり得るでしょう。

実際は、医師と患者さんの関係性は双方向です。この感覚を理解するには、「病院と患者さんの関係」は、「会社（商品・サービス）と顧客の関係」と同じだということを認識するのが近道ではないでしょうか。

顧客（患者）が会社（病院）を支えている

多種多様な商品やサービスがあふれかえっている現代は、顧客ニーズが多様化、細分化されています。このような市場環境の下では、かつてのプロダクトアウト、つまり企業がつくりたいものをつくって売るやり方は通用しなくなってきているのが現実です。

そのため、企業は少しでも多くの顧客から選んでもらえるよう、顧客ニーズをくみ取った商品・サービスの開発に力を注いでいます。「マーケットイン」のサービス開発などといわれる考え方です。入念なマーケティングによって顧客を理解する手間を惜しまず、広報・宣伝活動をはじめとしたブランディングによって、自社について、また商品やサービスについて理解してもらう努力も怠りません。

なぜなら、認知度を高めるだけでなく、企業と顧客の双方がお互いを理解していれば、商品やサービスを利用したときの満足度が高くなりやすいからです。また、商品のことをよく知って買う方が、「期待外れだった」「思っていたのと違った」といった齟齬《そご》が生まれにくいからです。

そして、この満足感が信頼関係を育み、顧客と企業（商品・サービス）との長く良好な関係を築くことにつながります。その結果、企業経営は安定・成長し、従業員の生活も充実していくことになるのです。高価な電子カルテを開発・販売している企業と病院の関係はまさにこれです。

この関係性は、医師と患者さんにも置き換えられます。医師は患者さんの病状を把握すると同時に、病気による不安にも寄り添って、最良の治療と技遇をもって病気を治すこと、不安を取り除くことに力を注ぎます。

患者さんに寄り添う気持ちがあれば、自分の能力を過大評価することなく、より適切な治療を提供すべく、学び続けようという意識も芽生えてきます。そして、治療によって元気になった患者さんは、医師や看護師に感謝するでしょうし、頼りになる病院だと信頼してくれるようにもなるはずです。

こういった患者さんの信頼や満足を一つひとつ積み重ねていくことによってこそ、「地域で選ばれる病院」というポジションを獲得できます。結果として、病院経営が安定することで、計画的に設備などのハード面や医師、職員を充実させていくことが可能となり、治療できる病気の領域が広がり、より多くの患者さんに対応できるようになっていきます。

また、病院が成長していくことは、医師や職員など全スタッフがやりがいある仕事に巡り合う機会を増やすことにもなります。

つまるところ、病院であっても一般企業と一緒で、患者さん（顧客）の立場で考え、古今東西を問わずその気持ちに寄り添いつつ行動するという単純なことが、病院の発展に結びついていくわけです。

改革の POINT

顧客の立場で考え、気持ちに寄り添うこと

「病院と患者」＝「会社と顧客」。この“信念”を組織に浸透させる

患者さんと地域社会からの"信頼"を原動力にして前に進む

ここまで患者さんに信頼されることの重要性を説明してきました。しかし、地域密着型の中規模総合病院においては、患者さん同様、地域のお医者さんから信用されることも非常に大切です。これは、事業を展開していく上でのビジネスパートナーシップの考え方にも似ています。たぶん、地域密着で事業を展開する中堅・中小企業でも同様のことがいえるのではないでしょうか。

患者さんは、「体の調子が悪い」と感じたとき、まず日頃からお世話になっているかかりつけのお医者さんや自宅近くの診療所へ行きます。

そこで治療できればいいのですが、できない場合は治療できる大きな病院を紹介することになるでしょう。これを「病診連携」といいます。より良い医療を提供するために地域にある診療所と病院が役割を分担して患者さんを紹介し合う仕組みのことです。

どうしてこのような仕組みができたのかというと、病気になったとき、いきなり大病院に駆けつける人が少なくないからです。様々な診療科がそろっていて、医師も職員も設備も充実している病院のほうがすぐ治療してもらえるだろうし、安心できると考えるからでしょう。

しかし、ハードもソフトも充実している大病院は、多くの患者さんを抱えています。病気の症状も軽いものから重いものまで様々で、通院で治療できる方もいれば、入院が必要な患者さんも多くいます。

そこへ、どのような症状かわからない方が大勢来院すると大混雑してしまい、診察まで何時間も待たされた上、薬を処方してもらうために、再度長時間待たなければならないといった事態になってしまいます。いわゆる、「3時間待ちの3分診療」などという悪評もあるくらいです。

このような事態を防ぐために、国も病診連携を進めてきました。紹介状があることで、病院の医師は患者さんの状態を適切に把握でき、患者さんにとっても症状に応じた適切な治療を受けやすくなるだけでなく、選定療養費がかからないといったメリットもあります。紹介状なしで病院を一見《いちげん》さんとして受診すると、数千円から1万円程度の選定療養費がかかるのです。

では、診療所の医師は、患者さんをどの病院に紹介するのでしょうか。

当然、治療できる医師や設備が整っているかどうかが大前提といえます。ただし、対応可能な病院が複数あったとき、どこに紹介するかは医師の判断になってきます。そこで選んでもらえるかどうかも、病院の「信頼性」が大きく影響してくるのです。

紹介医への配慮の気持ちがなければ、紹介はなくなる

診療所の医師から見たときの病院の信頼性とは何でしょうか？

当然ながら、その第一は医療技術でしょう。自分を頼ってきた患者さんを紹介するのですから、治療できる病院かどうかはもっとも重視するポイントになります。それ以外に重要なポイントがあるとすれば、それは「誠実さ」だと思います。紹介した医師は、患者さんがどのような症状にあり、どのような治療を行っているのか気になるものです。かかりつけ医であれば、治療後の患者さんの状態を把握しておくことは、再度診る際に必要不可欠な情報でもあります。そのため、紹介した医師に対する誠実さとは、その気持ちに寄り添い、逐次、情報をフィードバックすることだといえます。

ところが、病院（医師）によっては、フィードバックが十分ではなかったり、スピード感に欠けていたりするケースが珍しくありません。忙しさを言い訳にして、おろそかにしてしまうのです。紹介医の気持ちに寄り添っていない証拠でしょう。

しかし、地域密着型の病院にとって、患者さんを絶え間なく紹介してもらえるかどうかは、持続的経営を考える上で非常に重要なテーマです。

患者さんが退院するとき「この病院で治療してもらって良かった」と喜んでくれることと同じくらい、「この病院を紹介して良かった。何かあったときは、またここを紹介しよう」と思ってもらうことが大切なのです。

そこで明和病院では、たとえ紹介してくれた医師の催促がなかったとしても、入院が1カ月を超える場合は、治療終了後だけでなく治療中にも中間報告として、患者さんの状況を知らせて安心してもらえるようフィードバックを徹底するように努めています。患者さんの情報だけでなく、紹介してくれたことへの感謝の気持ちを手紙なりでしっかり伝えることも忘れないよう指導しています。院内の診療科間で治療を引き継ぐことがありますが、そのときも紹介医への報告は怠ってはいけません。

また、病診連携をよりスムーズなものとするため、医師会などの機会を活用して地域の医師とface to faceのコミュニケーションを図ることにも力を入れています。営業では当たり前ですが、やはり、まったく面識のない医師よりも、お互い顔を知っていて、どのような人間なのかをある程度把握できているほうが、紹介するときの安心感はだいぶ違ってきます。

このように、地域密着型の中規模総合病院にとっては、患者さんの信頼を得るために努力を重ねるだけでなく、地域の診療所との連携を密なものにするための努力も欠かせないわけです。

つまり、患者さんと地域の医師に寄り添うことです。それは結果的に、患者さんに質の高い医療を提供することにつながり、地域全体の信頼を獲得することにもつながっていきます。

改革のPOINT

「信頼」関係を大切にして、事業の広がりを考える

親切・信頼・スピード・遂行・周知。“理念”を軸にした「明和の5S」

あなたは、このような人を信頼できますか？

「こうしようとみんなで決めたことを守れない」

「やると決めたはずなのに、言い訳ばかりして、いつまでもやらない」

「期限を守らない」……。

いいかげんな人は言い訳ばかりです。こういった人は、信じるに足るとはいえませんよね。理念として掲げている「親切」と「信頼」を実現するためには、医師や職員全員が仕事をする上で重視すべき行動規範が必要だろう、そう考えて設定したのが、「スピード」「遂行」「周知」です。これに病院理念「親切」「信頼」を合わせたものを、「明和の5S」と呼んでいます。そこで、ここでは「なぜ5Sが大切なのか」についてお話ししていこうと思います。

親切と信頼

　ここまで繰り返しお伝えしてきたように、病院経営の基本は、患者さん、地域の医師（紹介医）、病院で働く医師や職員に対して、「親切」に接遇・対応して「信頼」関係を構築することです。これなくして、持続的成長につながる病院経営などあり得ません。というよりも、人と人とが関わり合うことで社会が動いていく世の中において、あらゆることを良い方向へと導いていく根底にあるものが「親切」と「信頼」だと考えています。そして、「スピード」「遂行」「周知」については、次のような考え方になります。

スピード

　昨今は、働き方改革の流れもあって、生産性を上げるための効率的な仕事が求められています。効率的とは限られた時間の中で仕事を終えることです。

　そのために自分の仕事のやり方を見つめ直して無駄なものを省くこともスピード化ですし、言われたことを即実行するのもスピード化です。人は意志の弱い生き物ですから、つい自分を甘やかして、やるべきことを先送りにしがちですが、それは周りにいる人から見た場合、怠けているように見えますし、頼んだ人にとっては自分が軽んじられているように受け取られるかもしれません。実は、スピード感を持って仕事を行うことは、周りから信頼を得ることにも大きく関係しているのです。

遂行

「遂行」は、文字通りやり遂げることです。これはスピードとも密接に関係してくるものですが、いくら迅速に仕事に取り掛かっても、終えるのに時間がかかってしまっては意味がありません。仕事である限り、必ず期限があり、期限内に終わらせ、完遂することが仕事人としての責任でもあります。

そのため、仕事をはじめるときは、期限内に終えられるよう優先順位を意識しながら着実にゴールに向かうことが大切です。しかし、こういった働き方は自然と体が動くように常に意識して、その動きを体と頭に染み込ませる必要があります。それを理解して、やり遂げなければなりません。

周知

「周知」は、ルールや決め事を徹底させるために掲げた指針です。

病院経営の大きなリスクに医療事故があります。ニュースになるような事故が発生してしまうと、それまで地道に築き上げてきた信頼は一瞬で吹き飛び、そこから経営を立て直すのは並大抵のことではありません。

そもそも医療事故は、基本的なルールや注意義務が守られていないために発生します。例えば、「ルールのABC」――「当たり前のこと（A）」を「バカにしない（B）」で「しっかり守る（C）」が徹底されていなかったために起こることが少なくないのです。ルールや決め事はつくるだけでなく、それを医師や職員全員に周知させなければなりません。明和病院には、医療安全を目的とした「べからず」集や『明和十二戒』というものがあります。「患者確認とらずに診療（輸血・手術など）するな」、「タイムアウトするまで患者を移動するな」

明和の 5S

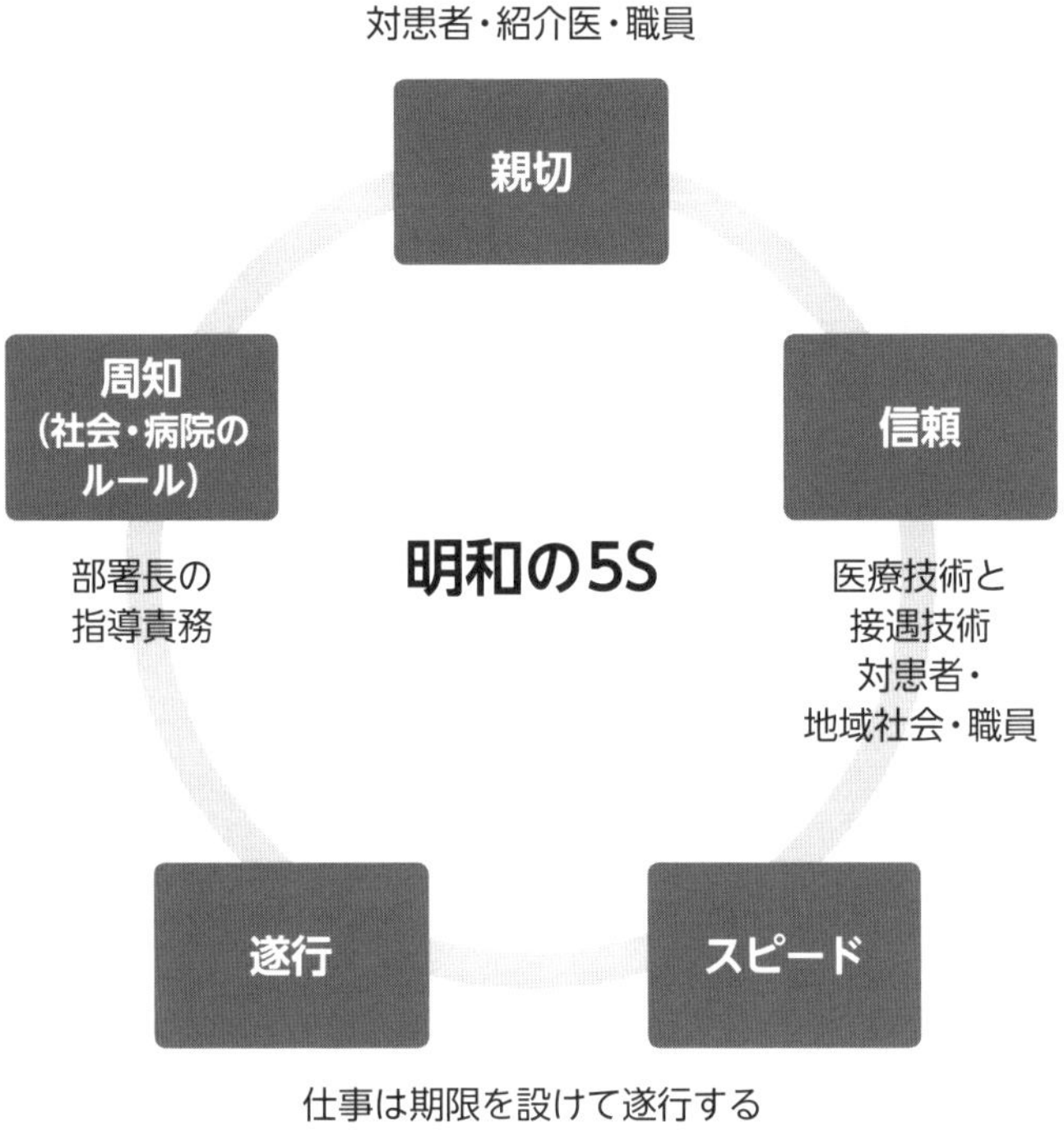

明和病院の一員である限り、
必ず守るべき根幹を
わかりやすくまとめたものが「明和の5S」

といった文言をまとめたもので、医師手帳にも収録しています。さらに、入職医師オリエンテーションの中で教育するだけでなく、管理者研修などを通じて私自身の口からも伝え、部署長には周知徹底力を研鑽するよう指導もしています。

「明和の5S」は、明和病院が今後も発展し続けるための根幹であり、明和病院の職員である限り実践すべき基本だといえます。組織を改革して、成長させていくためには、こういった重視すべき行動規範をつくり、徹底する必要があります。そのため「明和の5S」は人事評価にも連動させています。

改革のPOINT

仕事をする上での行動規範をつくり、それを徹底させることで、組織は変わっていく

“理念”と“信念”で組織を導く、「運営方針7訓」

「明和の5S」が、明和病院として全スタッフが取り組むべき根幹だとすれば、私が院長を務めるようになってから、明和病院を経営・運営する上で大切にしてきたものが、次の「運営方針7訓」です。

一、和をもって貴しとする
一、現状維持は後退に他ならない
一、全員参加型経営
一、縦割り意識と前例主義は撤廃
一、問題点の可視化
一、現場重視型人事評価
一、教育重視

これらは、今後紹介していく病院経営の改革手法にも随所に反映されているものですので、ここで簡単に説明しておこうと思います。

一、和をもって貴しとする

病院は、実に多くの職種で成り立っています。医師や看護師、救急救命士、理学療法士、薬剤師、保健師、医療事務など5〜10種の異職種が連携し合って治療にあたります。さらに、外来と病棟、日中と夜間、週中と週末、待機医療と救急医療というように、365日稼働している医療は、見方によっていくつにも区分けすることができます。そのため、時間的にも空間的にも分断されやすく、働いている一人ひとりが〝連携〟や〝情報共有〟を意識しておかなければ、すぐバラバラになってしまうのです。だからこそ職種の垣根を越えた〝和〟を大切にして、協調性を貴ぶ気持ちが重要になります。昨今問われている「働き方改革」を妨げるものは、間違いなく職場の〝和〟の乱れです。これがなければ改革は進みません。ちなみに明和病院の新年会は、医師や職員だけでなく、ボランティアや清掃の方々、外部取引先の皆様にもご参加いただき、楽しみながら〝和〟を高めるようにしています。

一、現状維持は後退に他ならない

現在は、あらゆるものがものすごいスピードで変化していきます。その流れに乗り遅れまいとして、周りは常に成長を意識しながら前進しようと努力を重ねています。そのような流れの中、自分ひとり今できていることだけを守っていては、周りにおいていかれるのは必然です。

企業であれば、周りが売り上げもシェアも伸ばしているのに、自社だけ変わらなければ、いずれビジネスは成り立たなくなり倒産してしまうでしょう。成長をあきらめた時点で、衰退がはじまっているのです。

一、全員参加型経営

病院を良くするために必要な要素の一つが、全員が組織運営に参加することです。幹部だけが声高らかに経営を謳っていても、職員がその意味を知らなければ、自己満足でしかありません。だからこそ、すべてのスタッフに経営者としての目線を持ってもらう必要があります。例えば「コスト削減」という目標を掲げても、スタッフがその重みを感じなければ、単なる〝言葉〟でしかありません。通常の組織は「幹部会」などで運営をしますが、全員が集える会で実施した方が、周知も徹底でき、全員参加型経営となります。ただ病院といった組織で全員集合する機会を設けてしまうと、入院患者さんのお世話をする人間がいなくなりますので、現実的には難しいところです。

そこで明和病院では「経営指標」といった部署別の業績を、医師のみへの開示から、全部門の部署長に開示するようにして、イントラネットでいつでも見られるようにしました。すなわち、部署別業績の「見える化」です。これによって、全員が経営に参加するスタイルをつくり、緊張感を持って仕事ができるようにしたのです。

一、縦割り意識と前例主義は撤廃

〝和〟が職場に大切なのとうらはらに、縦割り意識はチーム医療を妨げます。何か負荷がかかったときに、強い組織は横断的に相互支援ができ、多能化できるものです。新型コロナウイルス感染対応においても、縦割り政府を一本化し、感染専門部会、自治体などと横断的に対処できたかどうかで、感染蔓延の程度は異なったかもしれません。負荷がかかると脆弱部分が露呈されるわけです。

また、現状維持にもつながる前例主義は克服すべきものの一つです。刻々と変化していく時代に、過去の遺物を後生大事にしていているようでは変化に対応しきれず取り残されてしまいます。

「後ろばかり見ずに、前を見て次々とやってくる変化に柔軟に対応する」ことが、これからの時代を生き残っていく鍵だと思います。朝令暮改という言葉がありますが、むしろ、朝に決めたことでも、こちらのほうが良いとなれば夕方に変更してしまう、といった柔軟性と勇気が必要です。

一、問題点の可視化

何か問題が起こったとき、それを隠蔽してしまうと膿《うみ》がたまって組織をじわじわダメにしてしまいます。気が付いたときには、臭くて蓋が開けられないといった状況では手遅れです。特に、病院の場合は人の命を扱う場所ですから、問題を放置することの罪は非常に大きいものだといえます。

そのため、明和病院では問題があればすべてオープンにして、関連各署で解決策を検討、かつ問題と解決策の両方を開示・共有することで、他の部門で発生している同様の問題解決に役立てたり、その発生を未然に防いだりするようにしています。オープンにすることで当該者は恥ずかしさを覚えますので、同様のトラブルは減りました。

一、現場重視型人事評価

組織が活性化するためには、現場で活躍しているスタッフ一人ひとりがやりがいを持ち、仕事に取り組むことが重要です。そのためには、現場の意見で現場を動かす〝現場重視〟のスタンスが徹底されなければなりません。

そこには当然、人事評価も連動していなければならないと考え、現場重視型人事評価を導入しています。具体的には、第3章で説明しますが、「働かざるもの食うべからず」の精神の下、公平公正を期すために多面評価を取り入れるなど、病院の質向上につながる評価制度の運用を心掛けています。報酬の増減は上司・社長が決めるのではなく、自らの業績や医療人としての評価で決まるものという考え方です。

一、教育重視

組織の質は、働いている〝ヒトの能力〟で決まります。質の低下した組織にいくら人を増やしても、組織は変わりませんし、業績も伸びません。組織の質を高めるには、組織を構成する人の質を高めていくのが近道です。また、医師には年々進化していく医療技術を学び続け、患者さんに対して常に最適な医療を提供する義務があります。医療という分野は、教育とは切っても切り離せない関係があるのです。組織がいつまでも活気を維持するためにも教育は重要だといえます。ベテランが若手を育てて引退し、育てられた若手が次の世代を担う人材を育成するという好循環の下、その組織ならではの良い文化を醸成、継承していく必要があるからです。

「運営方針7訓」は、病院経営に携わるようになった当初から明確に定めていたものではありません。目の前に現れてくる問題・課題を根本から解決する方法を模索していく中で、「これは実行すべきだ」と感じたものを取り入れていった結果、成果につながったものや私が大切にしていたものが見えてきて、それを言葉にしてまとめたものです。

また、病院経営に20年近く携わってきた結果、これらが効果を発揮するのは病院に限ったものではないとも感じています。うまく機能していない組織についてその原因を探っていくと、この中のいずれか、もしくは複数がうまくいっていないはずだからです。裏を返せば、この7つの観点で組織を調べていくと、その組織の健康度やポテンシャルが見えてくるはずです。

そして何より、リーダーたるもの、これらを実行していくためには、組織を改革するという強い「信念」を持つことが大切だといえます。

改革の
POINT
▼

組織運営の〝基本〟をしっかりと集約する

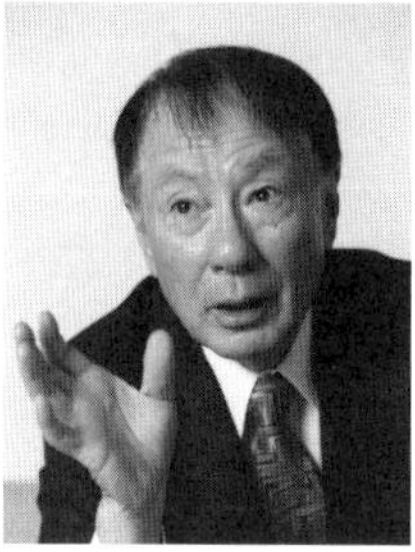

Naoki Yamanaka

「ニーズに
応えるために
変化と進化を
続けていく！」

第2章

地域社会から必要とされる組織へ

Chapter 2

変えるべきを変え、変えざるべきを変えない、柔軟な対応を！

「地球上でもっとも強い生物は強者ではなく、変化対応力に優れた個体だ」。これは、進化論の提唱者であるチャールズ・ダーウィンの言葉です。

これからの厳しい時代を生き残っていくには、人の意識の変化や社会構造の変化に応じて、臨機応変にスピード感をもって適合していくことが非常に重要だといえます。こういったことは、どんな企業・組織にも当てはまりますし、もちろん、病院でも同様です。

日本は世界でも類を見ない超高齢社会です。超高齢社会とは、65歳以上の人口の割合（高齢化率）が全人口の21％以上を占めている社会のことをいいますが、2019年度版の高齢社会白書によると日本の高齢化率は28％に達し、

75歳以上の人口が約1800万人にのぼっています。

このような状況もあり、病院としては多くの高齢者の方々のニーズに対して、いかに応えていくかが大きなテーマとなっています。歳をとれば誰もが体のあちこちが痛かったり調子が悪かったりするものです。さらに、いろいろな病気を併せ持つことも珍しいことではありません。患者さんにとって大事なのは、病気がきちんと治ることですので、高齢者にとっての良い病院とは、多様な病気にワンストップで対応できる体制が整っているかどうかになります。

しかし、規模の小さいクリニックや診療所などでは、医師の数も設備も限られているため、対応できる病気の範囲がどうしても限られてしまいます。一方、大規模な病院の場合、様々な診療科は整っているものの、診療科同士の連携が円滑に進みにくい上、小回りも利かないため、患者さんの負担が増えてしまうといった状況が発生しています。高血圧やひざの痛みなど、異なる科で診察を受ける場合、それぞれ予約をして、別々の日に足を運ばなければならなかったりするのです。

お年寄りの中には、移動するだけでひと苦労という方もいらっしゃるのに、これで「高齢者ファースト」といえるでしょうか。

こういった手間暇は高齢者に限ったことではありません。例えば、胃の調子が悪いと病院へ予約して行ったものの、初日はCTで検査する日程を決めるだけで終わり、別日にCTで撮影し、後日、結果を聞きに、また来院してくださいと言われてしまった……。大部分がこのような経験をされているはずです。これも、小回りの利かない大病院の弊害といえるでしょう。病院の特性上、これは仕方のないことなのかというと、決してそんなことはありません。実際、明和病院の私の外来では、先ほどのCTの検査などは、初診からCTによる撮影、結果のご説明まで半日で終えることが可能です。

やる気さえあればできるはずなのに、「前例を踏襲して変えていこうとしない」のは単なる思考停止。明和病院「運営方針7訓」にもありますが、「現状維持は後退に他ならない」ということです。周囲が着実に成長、変化していく中、現状維持に固執していては、周りにどんどん後れを取ってしまいます。そのため明和病院では、「明和の5S」にある「スピード」を重視して、必要とあれば勇気をもって、柔軟に変えていきます。

「親切で小回りの利く総合病院」をブランドとする

変えるべきところは変え、変えるべきでないところは守る。病院経営にとっても大切なことです。例えば、最近は調剤薬局を外部に任せる病院が増えています。これは国の指導事項の一つでもありますが、病院では処方箋だけ出して、患者さんがそれを持って病院外にある調剤薬局でお薬をもらうスタイルです。これを専門用語で「医薬分業」と呼びます。

なぜ、医薬分業が増えているのかというと病院にとってメリットが大きいからです。薬局の設備や機材を整える必要がなく、薬を処方するための手間も費用も人件費もかかりません。当然、薬の在庫を保管する場所やその管理の必要もありません。あまり詳しい説明はしませんが、病院内で処方するよりも院外で処方するほうが病院の収入が多くなるということもあるのです。出ていく費用が少なく、入ってくるお金が多いわけですから、医薬分業を選択する病院が増えていくのは自然なことなのかもしれません。

しかし、医薬分業の場合、患者さんの負担額は高くなってしまいます。また、病院外にある調剤薬局にも足を運ばなければならないのは、体調が悪くて病院に来ている患者さんにとってはしんどいことでもあります。雨など降っていたらなおさらです。そのため、明和病院では、「患者さんファースト＝便利で安上がり」の観点から、今も院内処方を続けています。コストという面では薬剤師の雇用人数も多くなるし、確かに負担は大きくなりますが、地域密着型の中規模病院では、患者さんの立場に立って施策を選択していくことが信頼につながり、長い目で見たとき必ずプラスになるはずです。

同時に、小回りの利かない大病院と多様な病気に対応できない小規模の単科病院の間に位置する明和病院が、強みを発揮できる領域が「親切で小回りの利く総合病院」という位置づけだと思っています。

総合診療を掲げて、どんな患者さんにも対応できるよう受け入れ間口を広くするとともに、必要があれば専門の診療科にスムーズに引き継げる仕組みもつくる――「親切」と「信頼」という病院理念をベースとして、「親切で小回りの利く総合病院」になるため、総合診療部の設置、施設や設備、人材というあらゆる面において改革を進めてきたのが、私が明和病院へ来てからの20年だったように思います。

改革のPOINT

必要なことは、恐れずに早く変えていく

変えるべきを変え、変えざるべきを変えない、柔軟な対応を！

ニーズを見据えたステップアップ。それが組織の未来を切り拓く

組織が、社会や取引先から必要とされるには、それぞれのニーズに応えるための体制をつくり、それを潤滑に動かし、さらに先を見据えたステップアップをしていく必要があります。明和病院は、患者さんの多様なニーズに応えるため、この20年間で変化と進化を繰り返してきました。

私が外科部長として明和病院に来た当初には、肝胆膵外科の土壌はありませんでした。設備はもとより、医師や看護師をはじめとした職員の知識・技術面においても同様で、周りからは、「一般病院で肝胆膵外科をはじめられるのか」と疑念をいだかれたほどです。

ただし、自分自身では不思議と不安はありませんでした。思いは、「継続

は力なり」。長年、肝胆膵外科領域を歩んできた私としては、当時の院長にお願いしてその実現に奔走することにしました。とはいえ、問題が山積していたのも事実です。手術中に必要な輸血に右往左往したこともありました し、術前術後管理上の特別な看護、手術器具や手順づくり、集中治療室の増設、血液浄化システムの運用といった様々な体制づくりが急務でした。そこで、外科では、術後管理が重要になるため、「明和ER」を開設すると同時に集中治療室を6床つくり、手術室を増室。並行して、検査部門、輸血部門や臨床工学技士といった関連部門も急ピッチで強化していったのです。明和病院の外科医師だけでは人手が足りなかったので外部の医師にも手伝ってもらい、多忙極まる日々ではありましたが、肝胆膵外科スタートの初年度となった2001年には60人の患者さんに肝切除術を行っています。それが次年度には90例を超え、肝臓外科においては日本でも有数の施設の一つになることができました。

学会の施設認定も、医師をはじめ全国から集まったスタッフ全員の努力によって、外科学会、消化器外科学会、消化器病学会、肝臓学会、消化器内視鏡学会、がん治療認定医機構、乳癌学会、膵臓学会など順次、増やしていくことができ、2008年には、日本肝胆膵外科学会 高度技能専門医修練施設Aにも認定されました。

病床数360ほどの民間中規模病院であっても、肝胆膵を看板にした外科を展開できることが証明されたのです。取り組みをはじめた当初は、肝胆膵外科ができる土壌をつくりたいという思いだけで走っていましたが、結果的には「肝胆膵外科にも対応できる病院」という新たな強みを持つことができたといえます。これによって地域における明和病院の認知度も上がり、現在の外科への第一歩を踏み出すことになりました。

診療強化、がん治療の拡大へ

今振り返ってみれば、これが明和病院改革の大きなターニングポイントの一つであったと思っています。とにかく患者さんに集まってきていただいたことが、一番の励みでした。

肝胆膵もできる外科体制が軌道に乗り、多くの手術を手掛けるようになっていた2010年には、前述したように365日24時間体制による救急医療をスタート。救急医療の専門医が初期診断・治療を行い、入院については必要に応じて各診療科に振り分ける北米型救急医療（ER）を採用し、「明和ER」と名付けました。専門に特化した臓器別の診療だけでは超高齢社会における地域の医療ニーズに応えることはできません。裾野の広い、多能化能力を問われる総合診療の一層の強化が必要でした。

このような背景に加え、地域の中核を担う総合病院を目指す上で、また、急性疾患や重症患者の治療を24時間体制で行う急性期病院になるという基本方針からも、一般の救急はもちろん、地域の高齢者施設で急変した患者さんなどにも対応するERの設置は不可欠だったのです。明和ERには、もう一つ、若手医師の育成という大きな意味があるのですが、それについては第5

章で触れていきます。

超高齢社会になったこともあり、増加している病気の一つにがんがありま す。現在、日本人の2人に1人ががんになるといわれ、3人に1人ががんで亡くなっています。死亡率1位の病気が、がんなのです。

その一方で、検査法や治療法の進化によって、早期に発見し、早期に治療すれば、「がんは治せる病気」にもなってきています。がん治療法は大別しますと、手術、化学療法（抗がん剤）、放射線治療です。残念ながら明和病院には、放射線治療装置もなければそれを設置する土地もありませんでした。

そこで、2014年には、がんを診断・治療するための施設「明和キャンサークリニック」を病院の近くに開設したのです。ただ当時は、東日本大震災で放射能漏れが大問題となった時期でもあり、放射線という言葉があるだけで忌み嫌われる状態でしたので、地元・鳴尾自治会長のご協力を得て地域住民の誤解を解いてまわるようにしました。

ここでは、中規模病院としては思い切った最新設備を導入しましたが、それは、がんを治療するための「高精度放射線治療装置」です。また、「PET－CT装置」。これは、微量の放射線を放出する薬剤を投与して特殊なカメラで体内を撮影するPET検査と、X線を用いて身体の断面を撮影するCT検査それぞれの診断画像を組み合わせることで、がんを見つけやすくするものです。ほかにも肝予備能、認知症や骨転移などを診断する「シンチグラム診断装置」、また、「温熱療法装置」を完備しています。

また、2015年には、外来化学療法センターを設立。手術の難しいがんに対して、腫瘍内科をはじめとする多科のスペシャリストがチームを組んで根治を目指す集学的治療を行える体制も整えました。

健診センターを設置し健康寿命の延伸を図る

世界に冠たる長寿国である日本ですが、どうせ長生きするなら元気に自立して生活できる期間を少しでも長くしたいものです。これを「健康寿命」といいますが、平均寿命に比べて10年前後短いのが現状といえます。つまり、生活に何らかの制限を受ける期間が10年近くあるということです。

この健康寿命を延ばすには、日頃から病気を引き起こす原因を避け、生活習慣に気を付ける必要があります。私自身も産業医認定資格を取りましたが、発想はこのような視点からです。これを専門用語で第一次予防といいます。

そして、第二次予防といわれるのが、病気になった人をできるだけ早く発見して早期治療を行うことで、病気の進行を抑えることです。この第二次予防に欠かせないのが健康診断であり、明和病院では2010年に総合健診センターを開設。これまでに約2万人の方々に利用いただいています。

また、予防から急性期治療だけでなく、その後のケアにも力を入れているのが明和病院の大きな特徴です。入院治療後、病状が安定した患者さんに対してリハビリや退院に向けた支援を効率的に提供するため、療養病棟を地域包括ケア病棟へ転換。アスリートから健常者のリハビリまで、幅広いトレーニングが行える「明和アスレチックリハビリテーションセンター」を開設しました。さらに、私が就任する以前、１９９７年のことですが、家族に囲まれた自宅での療養生活を送りたいという患者さんの希望に応えるため、「訪問看護センター明和」も開設しています。そしてこれまでに、時代のニーズに対応しながら訪問看護師の人数を増やし、訪問対応地域を拡大させながら、現在では２００名の患者さんを担当するまでになりました。

健診、ＥＲ、急性期、地域包括ケア、訪問看護、そして、様々ながん治療にも対応できる体制を整えたことで、ゆりかごから看取りまで、地域の多様な医療ニーズに応えることのできる中核病院として、エリアにお住まいの多くの方々にご利用いただいています。それが現在の明和病院の姿です。

改革のPOINT

ニーズを考え、継続的に進めば、描いたビジョンが現実化する

改革の成果を、次の改革へ投資。目指すは「存在価値」の獲得に！

企業や組織は、お客様のニーズを的確にくみ取り、そのニーズに応え続けられるように体制を整え、リーダーが間違いのない指導・運営をしていけば、必ず、結果がついてくるものだといえます。

ただ、体制づくりには、投資が絡んできます。前述のように私が院長を務めて以来、明和病院では施設や設備、それらを活かすための仕組みづくりに力を注いできました。その中でも、「東館病棟」「明和ER」や「健診センター」「明和キャンサークリニック」などを次々に拡充していた5年ほどの間には、月平均1億円あまりを投資していた時期もあったのです。

通常、これだけの投資には念入りな検証が必要となりますが、明和病院では、それまでに実行してきた改革が一つずつ実を結んだこともあり、順調に業績が伸びていたのです。そこに至るまで、医師や職員たちにとっては、やるべきことが次々と増えるばかりでしたが、新たな知識を吸収しながらも、互いに協力・連携して、発展を支えてくれました。その頑張りには、本当に頭が下がります。おかげさまで、患者さんの治療を使命とする病院としての「存在価値」が、年々高まってきています。

つまり、リーダーがニーズを掴み、ビジョンを的確に描きながら改革を進め、その改革の成果を次の投資に生かし、その投資が成功するようにメンバーに動いてもらえれば、さらに大きな「存在価値」の獲得という成果を得ることができるのです。それこそが、「地域社会に必要とされる」という結果に他ならないといえるでしょう。

明和病院としての、その一例は、がん診療における功績です。現状の明和病院を考えると、民間病院としてのがん診療に関わるスタッフの顔ぶれや業績、診療機器は、もはや、基幹病院と比較しても引けを取らないといっても過言ではないほどの施設にまで成長を遂げています。

改革の成果を、次の改革へ投資。目指すは「存在価値」の獲得に！

StageⅣ　切除後5年生存率

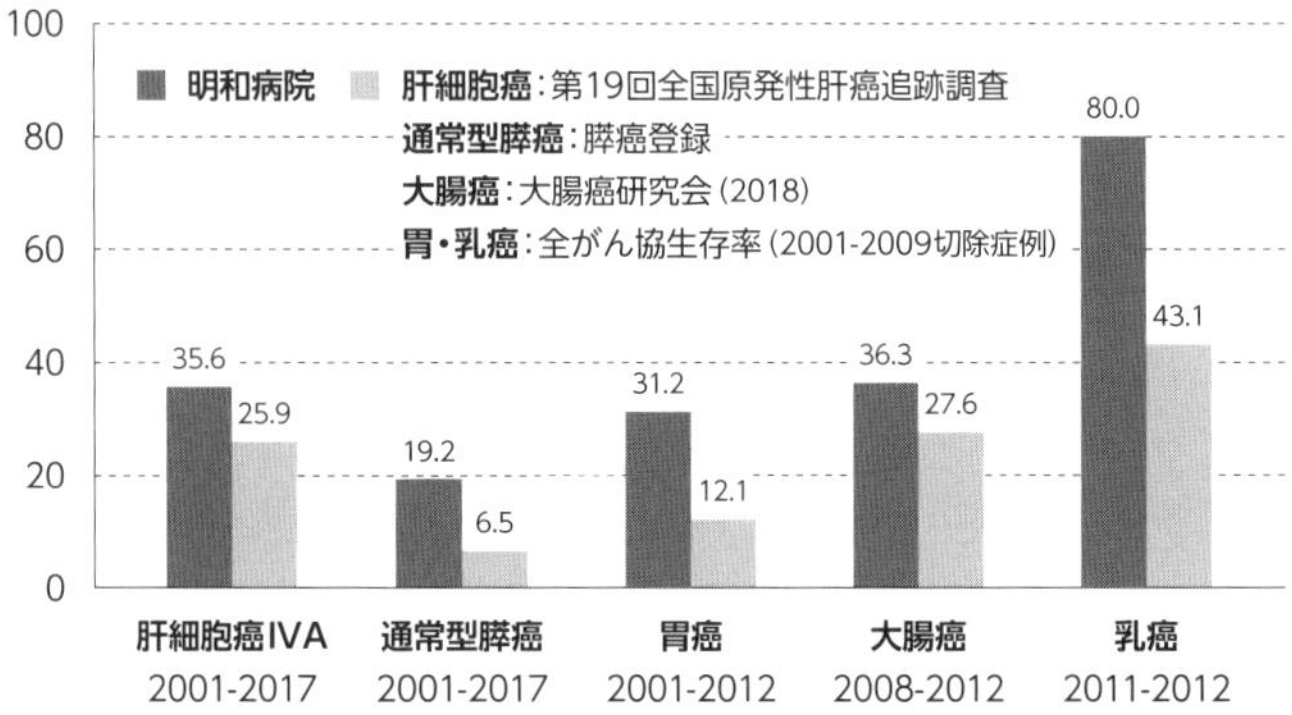

なかでも、肝胆膵外科や大腸外科、肝がん焼灼《しょうしゃく》などの治療規模においては、近畿圏はもとより全国的にも、ハイ・ボリューム・センターとして評価され続けるまでになりました。

がんはその進行度によってステージ0からステージ4まで分けられます。そのうちステージ1は早期ですから、全国平均と明和病院の実績にもそれほど差は出ていません。ところが、ステージ4の進行がんについては、肝細胞がん、膵がん、胃がん、大腸がん、特に乳がんにおいて、明和病院での生存率は良好でした。がん診療に関わる病院として、非常に喜ばしい成果です（明和病院HP参照）。理由はおそらくひとりの患者さんに対し、最初から最後まで、一貫して、一つの施設で、状態に応じて、各種の治療を、診療科間で垣根なく、小回りを利かせながら、あきらめずに行っていることでしょう。

もう一つ喜ばしいことは、我々のような一般の民間病院で育った外科医師が、大学病院から誘いを受けてスタッフとして活躍するなど、社会的に評価される事例が増えていることです。一般的には、育成機関としての大学病院で育った医師を、一般病院に派遣するのが通常となっています。こういった逆方向の流れも、改革による成果としての「存在価値」獲得といえます。

改革のPOINT

「存在価値」が認められれば、求められる組織になっていく

改革の成果を、次の改革へ投資。目指すは「存在価値」の獲得に！

人材を〝多能化〟することで、組織はさらに強くなっていく

効率化が叫ばれる昨今では、様々な業界で多能化人材の有用性が注目されています。

ＩＴ業界のエンジニアであれば、ネットワークやクラウドといったインフラ構築からＷＥＢシステム構築まで一人で対応できてしまうなど、複数分野の技術を併せ持つフルスタックエンジニアが重宝されています。製造業ではトヨタなど様々な企業で古くから多能化が図られてきましたし、建設業界においても複数職種の技能を持つ職人の多能工化が進みつつあります。

求められる組織になるためには、こういった人材をそろえることが重要になります。キーワードは、まさに「多能化」です。

そして、この流れが、医師の間でも広がっていくというのが、私の考えと

いえます。「専門性を持ちつつ多能化している人材」＝「ゼネラルスペシャリスト」。こういった医師こそが、これからの時代には必要なのです。

大病院を見てみると、実に様々な診療科があります。ひと口に内科といっても、循環器内科や呼吸器内科、消化器内科、糖尿病内科、アレルギー内科、心療内科……など、医療の高度化・専門化によって診療領域がどんどん細分化されていった結果が、こういった複雑でわかりにくい状況を生んでしまったのです。これでは、患者さんにしてみれば、どこの診療科を受診すればいいのか迷ってしまいます。

そういった声を解消するため、多くの総合病院が「総合診療科」を設置しているのですが、ここにも問題があります。医師の専門性が薄まるという誤解も加わり、実は、総合診療を専門とする医師が少ないのです。

現在、医師は大学卒業後、2年間の臨床研修を経た後、すぐに細分化された科へ配属されます。大学病院などが顕著ですが、診療科が臓器別に細かく分かれているという点については、一般病院であっても、その傾向は全国的にあります。例えば、消化器についても「消化管」と「肝胆膵」に区分けされるのです。ただこれは、医師の教育においても地域医療においても問題点は多く、最近は反省を込めて、大学病院では細分化し過ぎた診療科を再編する動きが目立っています。

診療の細分化は、一部の超専門医師においては機能しますが、大多数の医師においては脆弱化を進めることになり、いろいろな臓器障害を有している高齢者に対する医療という点では、小回りが利かず、非効率に結びつきかねません。

医師にしてみれば、キャリアの早い段階から特定分野の病気や部位しか診なくなるため、当然、中堅・ベテランといわれる年齢になっても、専門以外の病気のことはほとんどわからないということになります。外科でしたら、「肝胆膵外科は専門だけど、胃がんは知らない、触ったこともない」となるわけです。日本では肝胆膵より胃がんの方が多い病気なのに、です。

今の行き過ぎた臓器別講座で育った医師を見ていると気の毒に思うことがあります。狭い領域に閉じ込められて、医師としてのベースがとても狭くなっていると感じられるからです。これでは、大学を離れて地域医療で活躍しなければならないときに、しまったと思うことになります。

「糖尿病なら診断・治療できるけど、高血圧については専門外なので別の先生、もしくは別の病院で診てもらってください」などといっていたら、動くのに不自由な患者さんにとっては、とても不便な医療といえます。

それに、「ここしか診ない(わからない)」という医師ばかりだと、患者さんのニーズに応えるために、大勢の医師をそろえる必要があります。しかし、慢性的な人手不足に悩んでいる地方の中規模病院にとって、専門別に多数の医師を雇うことなど、予算的にも、地域の人的リソースという点でも無理というもの。

だからこそ、一般病院において今後必要になってくるのは、前述したような、専門性を持ちつつ多能化した医師である「ゼネラルスペシャリスト」だといえるのです。

ゼネラルスペシャリストである医師は、専門分野を持ちつつ、その周辺へ、周辺へと知識を広げていき、対応できる病気の裾野を広げていけます。このような総合診療的能力の高い医師のニーズは、今後ますます高まっていくでしょうし、診てもらえる患者さんも、とても幸せでしょう。

高齢の患者さんにとっての〝ありがたい〟存在に

誤解してほしくないのは、「スペシャリスト」一般を否定しているわけではないということです。

専門性を突き詰め、磨き上げることで高度な技量を獲得し、その先生に診てもらいたいがために患者さんが頼ってくるほどの実力があるならば、それはとても素晴らしいことだと思っています。

ただ、日本全体を見渡してもそれほどの力を持った医師は数えるほどしかいません。「なんちゃって専門医病」にかかっていては駄目です。

現在、大学病院で専門医として活躍している人が、将来は一般病院へ移りたいと考えているなら、今のうちから幅広く患者さんを診る習慣をつけ、裾野の広い、骨太の医師を目指してほしいと思います。

多能化するメリットは、対患者さん以外にもありますが、その詳細については第3章で、また、ゼネラルスペシャリスト育成の方法については第5章で触れさせていただきます。

改革の
POINT

専門性と総合力を同時に持つ、ゼネラルスペシャリストの育成を!

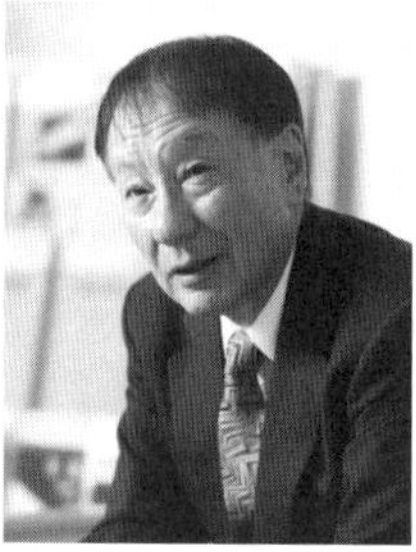

Naoki Yamanaka

「複合的な改革を推進して意識と行動を活性化する！」

第3章

組織を強くする仕組みづくり

Chapter 3

発展と成長のために、「理念浸透型」体制を構築する

第1章では、「理念」をつくることの大切さについて説明しました。しかし、理念はつくっただけでは意味がありません。会社などで、社長室に墨で清書した「企業理念」を額縁に入れて飾っている光景をよく目にしますが、飾っている場所はそこだけで、社員が自社の「企業理念」をよく知らないということがあります。これでは何のために、それをつくったのかわかりません。

「企業理念」というものは、社員がその意味を理解し、その実現に向かってなすべきことを実行するからこそ、企業の発展や社員の成長に結びついていくものです。そして、これが組織を強くする仕組みの第一歩といえます。

これは病院においても同様であり、理念を真剣に追求している病院は伸び

ていきますが、表面的に体裁で掲げているだけの病院は沈滞化していくのが一般的です。そのため、明和病院では理念は実行するものだと考え、全スタッフにその考え方を浸透させる「理念浸透型経営」を掲げています。

理念を社員の間に、病院の場合は医師や看護師、職員の間に浸透させていくのは容易なことではありません。粘り強く、繰り返し、理念について説き続けることが基本になります。

そこで明和病院では、私自身が理念をはじめとした「明和の5S」について、職員に話す「ライン教育研修」という機会を設けています。対象には、部長や師長に加えて、第2層と呼んでいる主任層まで含んでいます。

一般企業のように管理職に伝えて、部下へ浸透させてもらうほうが効率的だと思うかもしれません。しかし、私が言うのも何ですが、医師というものは、チームマネジメントといった教育を受けてきていません。そのため、医術に関することならまだしも、理念や運営方針といった類いのものは、医師任せにすると、下に伝わっていかないことがしばしばです。

それに関わる人が増えるほど、最初に伝えようと思った真意に余計な話が混じったり付け加えられたりして、最後の人に伝わるころには別物になってしまうといったことも珍しくありません。これでは、伝言ゲームのようなもの。そのため、定期的に機会を設けて、私がなぜこのような理念を設定したのか、その実現のために医師や看護師、職員の皆さんに何を期待しているのか、直接話す機会を設けているのです。

認知してもらうにはインナーブランディングが重要

前述したように、地域における信頼を獲得するには、安心して治療を任せられる病院という安心感とともに、大病院にはない、また、小規模病院にはできないポジションにいるからこそ実現できる「親切で小回りの利く総合病院」という、明和病院のブランドを認知してもらう必要があります。

そうすると、広報活動などを通じてどのような病院なのかを外へ伝えるアウターブランディングにばかり目が行きがちです。しかし、いくら広報活動の結果、患者さんが来院しても、内実が伴っていなければ、大きな失望を与えることになり、かえって評判を落としてしまうことになります。

従って、ブランディングにおいて非常に重要になってくるのが、病院で働く全スタッフに病院の理念や考え方、ブランディングを浸透させて、一人ひとりがそれを体現するために力を尽くすことです。

それさえできれば、患者さんは「いいね」と感じてくれ、口コミなどを通じて周りの人へ病院のことを広めてくれます。それには、まずは院内への浸透施策に力を注ぐべきなのです。

改革のPOINT

組織改革のためには、職員への「理念浸透」が初手といえる

「健康経営」をベースにした〝働き方改革〟を！

組織を強化するために、「理念浸透」とともに、もう一つ大切なのが、「健康経営」です。これは従業員の健康管理を経営的な視点で考えて戦略的に実践することであり、生産性と健康推進を同時に行うことをいいます。要は、従業員の健康増進を企業の業績向上につなげていくという考え方です。

ひと昔前であれば、残業、残業で長い時間働いた人が評価されていましたが、今は時代が違います。むしろ、長時間労働は「プロ意識」「バランス感覚」「羞恥心」の欠如であり、仕事は時間を延ばしてするものではなく、できれば時間内に能力で行うものという考え方が当たり前になりつつあります。だからこそ、決められた労働時間の中で最大のパフォーマンスを発揮しようと、どの企業も生産性の向上に力を注いでいるのです。

このような風潮の中、昨今注目されているのが、「アブセンティーズム」と「プレゼンティーズム」といえます。

「アブセンティーズム」とは、心や体の不調によって遅刻や早退、欠勤、休職をしてしまい業務自体が行えない状態のことをいいます。

一方、「プレゼンティーズム」というのは、出勤はしているものの、健康上の問題からパフォーマンスが上がらない状態です。例えば、風邪気味で頭がボーッとしてしまいケアレスミスを連発するなど集中力を欠き、生産性が下がっている状態を指します。

両者のうち業務遂行上、より深刻な影響を及ぼすのはアブセンティーズムのように思うかもしれませんが、研究によると、プレゼンティーズムのほうが企業に与える損失は大きくなるという結果が出ています。

担当者がいなければ他の人が代わりに業務を行う必要があるため、一時的に負荷が大きくなるのは間違いありません。しかし、プレゼンティーズムの場合、本人は会社にいるので業務は担当者が行うのですが、体調不良からケアレスミスが増えたり、判断力や集中力が低下して間違った判断を下してしまったりします。その影響は手戻りや後工程の混乱といった形で表れ、収拾するためには、アブセンティーズムよりも多くの労力と時間がかかってしまうのです。また、風邪などの場合、同じチームのメンバーにうつしてしまう可能性だってあります。そうなれば、チームの業務遂行力は大きく減退してしまうことになるのです。

職員の体調不良は大きな痛手

アブセンティーズムとプレゼンティーズムが及ぼす影響は、企業に限ったことではありません。むしろ、患者さんの診察や治療など、高い集中力と的確な判断が常時求められる医療の現場では、そのダメージはより大きなものになるはずです。まず医療は、専門性が高いがゆえに、簡単に代えがきくものではないという事情があります。明和病院では多能化に取り組み、前述した「ゼネラルスペシャリスト」の育成に力を入れていますが、どんな病気にも対応できるスーパーマンが何人もいるわけではありません。判断ミスから医療事故などが発生してしまえば、病院の評判は大きく損なわれる可能性もあります。だからこそ、病気を治す病院は、医師や職員の体調不良によるミスに、より厳しい目が向けられていると自覚すべきです。

それだけに、「医者の不養生」は最も避けなければならない事態であり、「患者さんを診る病院関係者こそ健康を心がけ、健康でいられる環境を整えるべきだ」というのが、私の考え方といえます。

そのため、明和病院でも働き方改革には積極的に取り組み、無駄な残業はせず、子育て中の医師や看護師などの事情に応じて時短勤務や勤務時間の調整をするなど、働き方については「何でもあり」といえるほど柔軟に対応しています。ただし公平性は保持する、というスタンスは絶対です。

また、勤務時間内にその日にやるべき業務を終えられるかどうかは、スタッフ一人ひとりのタイムマネジメント力によるところが大きいものです。そこで、各スタッフが自分の時間に責任を持って、どのようにして自分の時間を使っていくか意識するよう、日頃から声掛けをしています。自分のお金（給料）をどのように使うか会社に管理してもらう人などいないのと同様、時間も自分自身で管理するのが、社会人としての原則だと話しています。

そのほか、健康を維持するため運動がしやすいように、午後5時からは、患者さんが使用しないリハビリテーションルームにあるトレーニングジムを、ほぼ無料で利用できるようにしていますし、健康診断や人間ドックの推進、健康教育といった健康管理にも注力しています。健診については、以前、女性スタッフを対象に乳がん検査を福利厚生で強く推奨した際、乳がんを早期発見できたケースも少なからずありました。

スタッフに「健康には気を付けなさい」と言っている手前、私自身も最寄り駅の三つ手前の駅で下車して歩いて通勤し、毎日1万歩を目指しています。ところが、このところ、新型コロナウイルス感染防止のため、以前の車通勤に切り替えざるを得ない状況が続いており、早く収束してほしいものです。

さらに、健康経営が病院の基本方針であることをスタッフに理解してもらうため、健康経営基本方針を定めて、経済産業省の「健康経営優良法人ホワイト500」認定に向けて努力しています。

病院として目指す方向を全スタッフが明確に意識し、かつそこに向かって前向きに進んでいけるような健康な体、健全な精神状態を維持できるよう、病院として環境を整える――これを理念浸透型経営と合わせて、「理念浸透型・健康経営」と名付け、その推進に力を入れています。

改革のPOINT

「理念浸透型・健康経営」を貫いて、信頼と成長を獲得する

人事制度で〝理念〟を浸透させ、活性化へと導いていく

理念として掲げている「親切」「信頼」に、「スピード」「遂行」「周知」を加え、それを実行すべき形にしたのが「明和の5S」であると前述しました。この「明和の5S」の浸透を制度面から促進するために、明和病院では人事評価制度にも工夫を凝らしています。これは、明和病院「運営方針7訓」にもある「現場重視型人事評価」になりますが、「医療人評価」という評価基準の導入です。医療人評価とは、基本的な動作、行動が実行できているかを判断する目的で、具体的には、「周知」「遂行・スピード」「病院最適・部署最適」からなる「3S評価」に加えて、「トラブルを起こしていないか」「診療録への記載漏れがないか」「休暇欠勤届など労務管理ができているか」「患者さんを紹介していただいた医師への礼状や経過報告を行っているか」など、医師とし

て最低限できていなければならない行動をチェックするものです。

「3S評価」の、それぞれの意味は次のようになります。

●「病院ルールの周知」（周知）

病院理念や方針、法令、院内規則などの規範を尊重する姿勢を持ち、それらをどの程度守っているか、あるいは部下に守らせているか。

●「期限遵守度」（遂行・スピード）

仕事や会議・委員会決定事項の実行の期限、書類提出期限などを遵守しているか。

●「リーダーシップ」（病院最適・部署最適）

これは、部門長や部署長、部長といった管理職を対象にした指標であり、既述した「明和の5S」に関する評価以外に、他の人に対して有効な指導や助言、行動などをすることによって、組織全体のパフォーマンス向上のためにリーダーシップを発揮したかどうか。

また、人を評価するためには、主観だけでなく、「多面評価」をしていく必要があります。明和病院では、その人の「親切さ」「信頼」や前述の「3S」についても多面評価を導入して、現場で日々その人の働きぶりを目にしているメンバーの意見を吸い上げるようにしています。

例えば「親切さ」であれば、患者さんや職員に対してだけでなく、取引業者などすべての関係者に対する振る舞いを、医師や看護師ほか複数の人の視点によって評価。「信頼」については、患者さんをはじめとした関係するすべての職員や取引先などの立場や考え方を尊重して、良好な信頼関係を築くよう努力していたかといった観点から評価してもらっています。

どうして医療人―医師に対して、これほど他者との節度ある接し方を求めるのかというと、医師が「人を相手にする職業」だからです。医師と患者さんの距離は非常に短いもので、しかも、健康や生死にかかわる仕事であるがゆえに、医師ほど容易に人から感謝されたり、逆に恨まれたりする職業もないからです。「親切に接する心」なくして患者さんに寄り添うことなどできませんし、患者さんに満足してもらうことも難しいでしょう。技術や知恵、実行力だけでなく、ハートも兼ね備えているかどうかが非常に大切になってくるのです。とはいえ、こういった内面からにじみ出てくるものは、相手が「患者さんだから」などと都合よく演じ分けられる類いのものではありません。そのため、日頃から関わるすべての人に対して、親切心を持って接することができているのかを評価するわけです。

さらに、後述していきますが、部署の垣根を越えた相互連携をスムーズに行うためにも、スタッフ同士が信頼し、尊敬し合える間柄になっていなければなりません。明和病院「運営方針7訓」にある、「和をもって貴しとする」という考え方です。この点においても、多面評価によって親切心を確認することは意味のあることだと考えています。

人事評価は、医療人評価と多面評価のほか、「医療業績」や「自己研鑽」なども加味して最終的に判断していますが、それぞれの項目が評価に影響する重みは、キャリアによって変えています。

特に、若手の医師の場合は、医療人評価の割合を最も高く設定しています。若いうちは、医師としてのベースをつくり上げる時期です。それだけに、挨拶など人としての礼儀にはじまり、医療人としての基本動作や関係者すべてに対して相手の立場や考えを理解し、親切な接遇を心がける姿勢を育むことを強く意識させる必要があるからです。それに、早い段階で基礎がしっかりと固まれば、その後応用を身に付けていくことが楽になり、長い医師人生において大きなアドバンテージを持つことができます。

また、評価項目はどれもわかりやすくして、ひねったものなどは設けていません。こういったものは、シンプルにしておいたほうが浸透しやすいからです。手術や検査の世界でも、複雑でわかりにくいものは浸透しにくいものですが、人事評価も同じです。病院理念に連動した本質の部分は歪めることなく、一つひとつの評価項目は誰もが理解しやすいよう簡素化することで、評価する側は判断しやすく、評価される側も納得しやすいものになります。

人事評価制度を改訂しただけでなく、理念の浸透をはじめ医療の質向上を目的に、10年ほど前に「統合マネジメント室」を新設しました。同時に、病院理念に準じた「院内規則」も整備していくことで、マニュアルの遵守性・周知を高め、医療事故や院内感染、ハラスメントなどを予防するためのシステムづくりにも取り組んできました。

中規模病院であっても七百数十名もの人が働いていれば、部署ごとのローカルルールがいつの間にかできているものです。「ウチの部署では、このやり方が常識」などといった他部署では通用しないローカルルールのことです。これはやっかいなもので、他部署からの応援スタッフが戸惑ってしまい、業務が滞るなど他部署との連携を阻害します。また、時代の変化や最新の規則に即していないこともしばしば見受けられます。これを放置しておくと、重大な規則違反を引き起こす原因になりかねません。しかも、前例主義の下、

参考：明和病院医師の「医療人評価指標」

人事考課段階定義表（各役位で共通）

	人事考課基準			考課段階		考課段階の定義（資格等級別役割期待（管理職は役位）に対する考課対象者の働きぶりをA,B,Cで評定）
	5S区分	考課要素	考課着眼点	ランク	意味	
多面評価（2S）	親切	親切さ	患者、職員、取引業者等全ての関係者に対して親切に振舞っていたか	A	優	患者・職員に対して全てに親切に対応していた。周囲に好影響を与えて職場全体のレベルを引き上げている。
				B	標準	患者・職員に対してほぼ親切に対応していた。不親切、心無い言動はほとんど見られなかった
				C	劣	患者・職員に対して不親切で思いやりのない対応の方が目立っていた。周囲に悪影響を与えている。
	信頼	協調・業務の正確度	職務上のトラブル・ミスを発生させなかったか。患者、関係する全ての職員、取引先等の立場・考え方を尊重し、良好な信頼関係を築けたか	A	優	診療・業務は模範的である
				B	標準	診療・業務はほぼ任せられる
				C	劣	診療・業務は任せられず、他のサポートが必要である
3S評価	周知	病院ルールの周知	病院理念・方針、法令、院内規則等の規範を尊重する姿勢を持ち、それらをどの程度守ってているか。（部署長）部下および周囲の他者にそれらを浸透させているか	B	標準	自分自身が病院理念・方針、法令、院内規則等の規範を守っている。（部署長）周囲に指導している。
				C	劣	病院理念・方針、法令、院内規則等の規範を守っていない。（部署長）周囲に対する指導力に欠ける。
	遂行・スピード	期限遵守度	仕事や会議・委員会決定事項の期限、約束時間等を遵守したか（させたか）	A	優	業務遂行のスピードが早い
				B	標準	業務遂行のスピードは普通である
				C	劣	業務遂行のスピードが遅い、期限切れが多い。
	病院最適部署最適	リーダーシップ（部門長、部署長、部長・医長）	他者に対して有効な指導、助言、行動等を行なうことにより、組織全体のパフォーマンス向上のためにリーダーシップを発揮したか	A	優	リーダーシップのもと自職場のパフォーマンスを向上させるだけでなく、他職場に好影響を与えた。
				B	標準	リーダーシップを発揮し、自職場のパフォーマンス向上に貢献した
				C	劣	ネガティブな言動があり、自職場のパフォーマンス向上の障害となった
その他指標	トラブル		患者トラブルの有無	B	無	トラブルがなかった
				C	有	トラブルがあった
	診療録の記載		診療録の記載が確実か、遅滞や不備がなかったか	A	優	確実にできている
				B	良	普通
				C	劣	遅滞・不備が目立つ
	休暇欠勤届		平日勤務日に入退場時とも打刻がなく、休暇届の申告もされていない日が一定数以上あったか	B	無	ほとんどなし
				C	有	一定数以上あり
	紹介への返事		紹介に対する返事が速やかか、遅れがあったか	A	優	確実に守っている
				B	良	普通
				C	劣	不遵守が目立つ
	医師会出席		医師会の出席状況・届出状況	A	優	出席している
				B	良	欠席があるが届出をしている
				C	劣	無断欠席が多い

「周知」を除く、すべての指標は、A（上位20%）・B（中間60%）・C（下位20%）の3段階で評価。

いつまでもその部署だけで引き継がれていったりします。

そこで、各部署の業務内容を「見える化」「標準化」して部署間のブレやズレをなくし、病院全体のルールや仕組みを時代に即したものへと常に更新させていく必要があります。明和病院では「統合マネジメント室」を立ち上げ、さらにQCサークル活動、クリニカルパス作成、病院機能評価認定作業や、医師や職員の質向上や患者さんの満足、組織の活性化を実現することで、医療の質の持続的向上にも取り組んでいます。

このように、理念を浸透させるために、それを人事評価制度とリンクさせることによって組織は活性化して、さらに強くなっていきます。

改革のPOINT

多面評価で人事制度を整備して、「理念」を浸透させる

人事制度で“理念”を浸透させ、活性化へと導いていく

組織図は〝縦割り〟でも、行動は〝横割り〟になるように推進

ここでは、前述した明和病院「運営方針7訓」に示した、「縦割り意識と前例主義は撤廃」についての詳細をご説明します。組織が〝縦割り〟意識を持っている以上は、その発展はありませんし、また〝前例主義〟がはびこっていると、前には進めません、組織を強化するためには、この二つを、いかに撤廃していくかが重要になります。

私が明和病院の院長を務めるようになってから、医師や職員が病院全体のことをどの程度把握しているのか調べたことがあります。結果は、病院全体のことを把握していたのは幹部職員の一部で、スタッフのほとんどは自分の持ち場以外のことについては関心を持たず、日々のルーチンワークに埋没していたのです。病院はいくつもの診療科に分かれており、専門性をもって治

療にあたっていくため、組織図は縦割りになりがちです。しかし、「自分の仕事はこれだけ」などと硬直的に考える職員が多ければ多いほど、その部署や組織は脆弱になっていきます。聞いた話ですが、バブル経済がはじけた後、生き残れた企業は、「一人ひとりが分業しながらも、同時に〝横断的連携〟が機能していた」そうです。その方が、部署ごとの業務量や能力差を平準化しやすく、業務効率を高めやすかったからでしょう。

潤沢な資金がなく、人材を大量に雇えるわけでもない中規模病院が生き残るには、「横断的相互協力型」の組織が肝《キモ》になってきます。つまり、組織図が縦割りになっていても、それぞれの行動が横割りになるような仕組みが必要だったのです。しかし、「部署間連携を密にしなさい」と言葉でいうだけでは実効性がありません。そこで、就任当初には「消化器合同カンファレンス」を立ち上げ、外科、内科、放射線科、病理などが連携し、科を越えて患者さんに最適な治療方針を組み立てるようにしていきました。例えば、肝が

組織図は“縦割り”でも、行動は“横割り”になるように推進

ん患者さんの治療において週1回の合同カンファレンスで、がんの大きさや部位、個数、全身状態などを総合的に判断して治療方針を決定。一人の肝がん患者さんに二つの肝がんがある場合、肝切除手術とラジオ波焼灼術の両方を同時に行うこともあります。同様に、動脈塞栓《そくせん》術とラジオ波を組み合わせたり、がんの個数が多い場合は肝動注療法に切り替えたりすることも。肝臓外科のチームでもラジオ波焼灼術も手掛けている理由は、外科医は肉眼で肝臓の中を錯綜《さくそう》している血管や胆管を何度も間近に見ていることから、おなかを切開せずエコー下で行うラジオ波焼灼治療においても、的確にがんを狙って焼くことができるからです。エコー下のみでラジオ波焼灼治療が難しい場合には、腹腔鏡《ふくくうきょう》を用いるなど、外科側には柔軟な対応が可能だというメリットもあります。

このように、診療科を横断した連携体制が取れているからこそ、患者さんに応じたケースバイケースの治療が実践できているのです。組織横断的な協力体制こそが、組織の質を高めていくといっても過言ではありません。

意識改革は、複数部署と連携するコメディカルから

明和ERを見学にきた同業者から、「救急医療と各診療科の連携がスムーズで素晴らしい。どのような工夫をしているのですか？」と聞かれることがあります。どうやら北米型救急医療では、縦割り意識の強い日本において、両者間の連携や情報伝達などに頭を悩ませるケースが多いようです。

とはいえ、明和ERの連携向上のために特別なことをしているかというと、正直なところ何もしていないとしか答えようがありません。もし、行っていることがあるとすれば、明和ERに限らず、組織横断的に協力し合うのが明和流であると、ライン研修など理念浸透の仕組みを活用しながら、事あるごとに語って聞かせていることでしょうか。そうであれば、時間をかけながら全スタッフの意識改革を進めてきた成果だといえます。

ただ、意識改革を行う際の優先順位については多少考えました。それは、まず看護師などのコメディカルの意識から変えていったこと。コメディカル

は、診療科をまたいで患者さんのケアをするので、医師に比べれば縦割りの意識が薄いのでしょう。実際、意識改革を進めたおかげで、手が空いていれば、忙しい部署を手伝う看護師が増えていきました。その結果、縄張り（部署）に拘泥せず互いに協力し合う雰囲気が、院内に醸成されていったように思います。それと並行するように、少しずつではありますが自由闊達、フラットで風通しの良い風土が院内に広がっていき、様々な負荷がかかる中でも、互いに業務調整を行いながら効率的に動けるようになっています。

この意識が醸成されたことは〝前例主義〟を撤廃できたということでもあります。「こうでなければならない」という固定概念から解放され、柔軟な発想ができるようになったのです。互いに助け合おうという意識が芽生えたことで、チームワークが良くなりました。また柔軟な勤務形態も取り入れやすくなり、家庭の事情で限られた時間しか働けない人がいても、その働き方を認め、周りがサポートしようとする空気が生まれたのです。もちろん働く時間に応じて、待遇に差をつけることで公平性は保った上で、ですが……。

また、空間の使い方も横断的です。それまでAという目的のために使用していた場所であっても、空いている時間を活用してBやCの目的で使おうとするように。おかげで業務効率や生産性も上がっています。ちなみに、「院長室も寝泊まりできるようにしているから使ってください」と言っているのですが、あいにく、どなたも利用されません(笑)。

そして、これらとともに行ったのが、現場の主体性・自主性の育成です。いかに現場で協力し合う意識が育っていっても、それを実行していく判断が迅速にできなければ相互協力など機能しません。これは「全員参加型」組織運営にも関わってきますので、次のパートで詳しく説明していきます。

改革の
POINT

組織横断的「相互協力体制」を築くことで組織の「質」が高まっていく

組織図は"縦割り"でも、行動は"横割り"になるように推進

“全員参加型”の組織運営でメンバーの経営感覚を育てる

明和病院「運営方針7訓」にある「全員参加型経営」は、メンバー一人ひとりの強化と組織の成長につながります。

刻々と変化する周辺環境に応じて、柔軟に最善策を見いだし実行していくには、様々な角度から状況を判断して対応する必要がありますが、経営層の限られた視点・アイデアにだけ頼るより、大勢の現場スタッフも巻き込んだほうが、多種多様なアイデアが出やすくなるのは間違いありません。

また、組織を良くするには、現場で働くスタッフがやりがいを持つことも大切です。その点についても、一握りの幹部だけでなく、スタッフ全員が組織運営に参画し、権限と責任を負いながら病院を動かしている実感、変化させている手応えを感じられたほうがやりがいは大きくなるはずです。

つまり、「全員参加型」の組織運営を行うことが、明和病院をより良くしていくための近道というわけです。

参加者の経営的視点を育てる方法の一つとして、明和病院では、経営幹部だけで行っていた経営状況や今後の事業展開などを議論する「運営会議」を、早くから各部門長や診療科長、看護師長、事務課長などの課長レベルにまで開放しました。

いわゆるブラックボックス化していた病院全体の業績や各部門の課題を、幅広くスタッフ間で共有し、その解決策についてもみんなでアイデアを出し合うというスタイルに変更したのです。いわゆる、トップダウンとボトムアップの臨機応変な使い分けといえます。

それまでの決定事項として下された指示に従うだけの立場から、明和病院をより良くしていくための方法を考えられる立場になったことで、会議を重ねるにつれて参加者には経営感覚が芽生えてきたように感じます。

解決策を見いだすには、当然ながら課題が起こっている背景や明和病院の経営状況のほか、他部門での解決事例、周辺環境、他病院での成功事例といったことまで幅広い知識が必要になります。

それに多くの情報の中で何が重要なのか、どのようなアプローチが効果的なのかを考えるセンスにも磨きをかけなければなりません。ただ出てきた指示を実行するのとは、使う脳が違うのです。

この訓練を繰り返していくことで、視座は高まり、経営的視野は間違いなく広がっていきます。

「自分たちで病院を変えられる」手応えが大切

実際、運営会議の参加層を拡大したことによって、課題の発見から解決策の模索、実行を通じて成果を出す事例が、多部門とくにコメディカルから生まれはじめました。

例えば、QC活動の一つとして「混雑時の眼科の外来待ち時間を1時間短縮する」など、現場主導で課題解決プロジェクトが立ち上がるようになったのです。これによって現場はおおいに活性化していきました。

同時に、成果の上がった事例を部門の垣根なく共有することによって、プロジェクトに直接かかわりのない他部門においても、「自分たちにもできることはないか」という共有意識が芽生え、ボトムアップで職務の質を向上させていくサイクルが少しずつではありますが浸透していったのです。

改革のPOINT

考える訓練の繰り返しで、チームの経営感覚が幅広く育つ

コスト意識を芽生えさせる〝全員参加型〟のメリット

組織をより良くする仕組みとしての全員参加型の組織運営には、さらにメリットがあります。それは、メンバーの「コスト意識」を高めていけるということです。経営者ならば誰もがわかるように、組織を強くして、成長・発展につなげていくためには、コスト管理は重要といえます。それを、組織に属するメンバーすべてが持つとなったら、どうでしょう。課題を解決しながら改革を実施していくのに、これほどやりやすいことはありません。

実は明和病院では、前述した課題解決事例だけでなく、誰もが各部門の業績を知ることができるように、関連数値も開示し、診療科の業績の月次変化を病棟スタッフにまで配布しています。これによって、経営感覚に欠かすことのできない「コスト意識」を醸成していくことができますし、人は他人と自分を比べたがるものですから、他の部門の数字を見れば、自分の部門と比較しますし、業績が悪ければその理由を考えます。こうしたことが、自分たちの人件費なども含めたコストを意識するきっかけになっていくのです。

加えて、コストを考えられるようになると、効率的な時間の使い方も意識します。業務に優先順位をつけ、早急にやるべきことから効率よく片付けていくなど、働き方そのものが変わり、その結果、時間当たりの業務密度が濃くなって、短時間で質の高い仕事ができるようになります。

働き方改革を実現するためにも、一人ひとりが業務密度を意識することは非常に大切です。

一般企業で働いていれば、利益とは収益から経費を引いたものだと教えられますし、業務を通じて感覚的に理解していくものです。しかし診療報酬は、行為別に国より定められたものですし、半官半民的で、かつ、利益を追求しない医療法人病院の場合、その意識が薄いのが現実です。何の手も打たないと、無駄な経費がかさんでしまい経営を圧迫することが少なくありません。

そこで、コストをより強く意識してもらうために、「無駄な経費節減プロジェクト」を立ち上げたり、スタッフから広く課題を公募したことがあります。そのときは全員参加型組織運営が定着しはじめていたこともあって、あらゆる部署から35項目もの提案が提出されました。優秀な実績を上げた個人・部署には、規模に応じて賞を贈呈したものです。これによって業務見直しの機運の高まりを感じ、嬉しさを感じたことをよく覚えています。

なかでも印象深いのは、オーダリングシステムや電子カルテなどのIT化前後で、業務内容を項目別に細かく比較分析し、削減・縮小できた作業項目と費やしていた労働時間を算出。その時間を新たな生産的作業に割り当てるという行動計画がつくられたことでした。

無駄な作業を削減してできた時間を価値ある業務に使う、これぞ生産性向上だと思ったものです。

理念の浸透が道標に

ただし、全員参加型での組織運営には注意点もあります。これは権限を現場に委譲することであり、ボトムアップによる組織運営を行うということです。つまり、それだけ多くの頭脳が介在するということになりますので、単に頭数を増やすだけでは「船頭多くして船山に上る」という故事にもあるように、まとまるものもまとまらなくなってしまいます。そこを統制し同じ方向へ進んでいくための道標となるのが理念であり、現場が自主的に動くための規範となるものが、病院として定めたルールや医療人としての常識ということになります。その意味でも、全員参加型組織運営を実現性のあるものにするには、「理念浸透型組織運営」という軸が欠かせないといえます。

改革の
POINT

細かい数字を開示することで
一人ひとりの働き方が変わっていく

会議は「報告」主体を廃して、「問題解決・提案型」に絞る

組織を強くしていく仕組みを考えるなかでは、「会議」の実施・展開についての改善も大切です。なかなか業績が上がらない会社や傾いている会社では、結論の出ないダラダラとした会議が増えるといわれます。そうでなくても業務効率化が叫ばれる昨今、報告主体の会議は退屈極まりないものです。貴重なスタッフの労働時間を削るのは愚かでしかありません。特に病院では、医師も看護師も多忙を極めており、疲れた体にムチ打って時間を確保して出席した会議が意味のないものでは、徒労感のみが蓄積されていきます。そんな会議が月に何度もあれば、働く気力すら削られてしまうことでしょう。

病院に限らず組織体をダメにする会議の三大条件があるそうです。

一つ目は、「**会せず**」。参加者がそろわずに、ダラダラとはじまりダラダラと終わる会議です。参加した人は「自分は時間をやり繰りしてきたのに、何で出席していない人間がいるのか」とモチベーションが下がってしまい、何の成果も出せないことは容易に想像できます。

二つ目が「**会して議せず**」です。事務連絡か現状報告のみで終わってしまう会議です。優秀な人材が一堂に会しているのに、その知恵を活かす機会に恵まれません。

三つ目は「**議して決せず**」だといいます。議論は行われますが、意見を出し合うだけで意思決定は行われず、結論も出ない会議です。参加者に議論したという自己満足が残るだけで、何のアウトプットも生み出していません。日本の会議には、このケースが多いように感じます。

これらを踏まえて明和病院では、会議（委員会）は「問題解決型会議」のみとして、最小限に減らしました。まず、報告主体の会議は廃して、イントラ

会議は「報告」主体を廃して、「問題解決・提案型」に絞る

ネットで報告するようにして、報告事項の中に問題点があれば、それを課題として、会議を開けばいいわけです。つまり会議を、定期的に開催すべきものと非定期開催で構わないものに分けたといえます。理事会や運営会議は定期開催するものの、医療材料費の削減や標準化を目的とした医療材料適正化会議や働き方改革部会・ハラスメント防止会議といったものは、必要に応じて開催するものに変更。参加者も議長と事務局を含めたコアメンバーのほかは、議題に応じて必要最小限のメンバーで構成するものとしました。

打ち合わせについても、必要があるときにオンデマンド形式で関係者だけが集まり小規模のミーティングを開くようにしました。「会議（委員会）は最小限に、ミーティングは頻繁に」というのが明和病院の方針です。

また最近では、過去何十年も続けていた、幹部の集まる運営会議まで廃止しました。ほかの会議と内容が重複する部分が多く、報告事項が大部分であったからです。会議というと、多くの時間を使って各部署から前月の業績、出来事などを報告してもらい、業務連絡も行うのが通例でしょう。しかし、情報をただ受け取る側としては、自分によほど関係のあることでない限り、聞いていても頭の中を素通りしてしまって記憶には残らないものです。それならば、情報を必要とする人が必要なときに取得できるよう、ITツールを使った情報共有システムを構築しておけば済む話だと割り切るようにしました。新型コロナウイルス禍が、この方針をさらに推進する結果となっています。会議は3密(密閉、密集、密接)に該当する危険性があるからです。

「真剣だと知恵が出る 中途半端だと愚痴が出る いいかげんだと言い訳ばかり」

戦国武将・武田信玄の、このような言葉にもあるように、質の高いアウトプットを生み出すためには、どれだけ真剣に取り組めるかが重要で、会議であっても発言者の話に真剣に耳を傾け、その解決策をさらに真剣に考えなければ、実のある会議にはなりません。

加えて、あらゆる会議の時間は原則30分以内というルールも決めました。これは、短い時間で結論を出すという空気感が、会議にピリッとした緊張感を生み、参加者の集中力をより高めてくれるという効果を狙ったものです。おかげで、ダラダラと続く会議はなくなりましたし、短時間の調整で済む分、子どものいる看護師さんなどの参加者負担も軽減することに成功しています。

「〜します」から「〜できました」へ——実行を評価

また、会議の在り方を変更しただけでなく、問題解決型の会議を徹底するために、「議事録」にも手を加えています。会議における発言内容や決定事項、先送り事項などをもれなく書き記す従来のものから、①問題解決(審議)・提案に関する事項、②周知・注意喚起が必要な事項、③報告(数値・事象・案内)事項の3つに大別。①であれば議題および要旨と決定内容と方策を、②であれば議題および要旨、対象者（部署・職種など）、周知方法を端的にまとめ、いずれも実行担当者・期限と責任者を明記することで、実行責任の所在を明らかにするようにしたのです。会議で決定したことが実行されるように、誰が、何をやるのか、その責任は誰が持つのかを明らかにして、時間ばかりが過ぎてうやむやになることを避けるのが、この「議事録」の目的といえます。

これは、目標管理にも当てはまるため、「目標管理シート」も刷新しました。当院では、毎年、幹部の医師や職員に年間の目標を設定してもらいます。以前は、立てた目標を実現するために何をしていくのか、未来の話を中心に書いてもらっていたのですが、計画倒れに終わってしまうことが多く、実行性に疑問を感じていたのです。そこで、未来の話を書く欄は削除して、目標達成のために具体的に何をしたのかを書いてもらうことにしました。

これだと、何もしていない人は空欄で提出するしかありません。目標管理シートは人事評価にも関わってくるため、さすがに空欄のまま提出するこ

参考：明和病院／「議事録」

議　事　録

院長	委員長 部会長 議長	事務局

会議体名称：

開催日時：令和　年　月　日（　）　時　分～　時　分

出席者：　　**欠席者：**

1. 問題解決（審議）・提案に関する事項

No	議題および要旨	決定内容と方策		実行担当者	責任者	期限
1						
2						

2. 周知・注意喚起が必要な事項

No	議題および要旨	対象者（部署・職種など）	周知方法	実行担当者	責任者	期限
1						
2						

3. 報告（数値・事象・案内）事項

No	内容	ポイント	報告者
1			
2			

「問題解決型」会議へと変貌させるため、会議のルールと同時に議事録も変更。
問題解決に関する項目を最初に記載するスタイルに変えた。

とには抵抗があるでしょう。そのため、この書式の方が、「行動しなければならない」という気持ちを後押しできると考えたのです。これを、「プロダクションシート」と称しています。ちなみに、「NATO」という言葉がありますが、これは「No Action Talk Only（話ばかりで、何もしない）」という意味だ……と医療マネジメント研究会で教わりました（笑）。これではいけません。

院内に問題提起することを良し、とする雰囲気を醸成したいならば、同時に、その解決策を立て、やり切る風土も根付かせる必要があります。それは、何か一つ仕組みをつくったり、一つの制度を刷新したりするだけで根付くものではありません。「こう変える」と決めたからには、そのゴールに向かって様々な仕組みや制度を、矛盾がないように整備していき、かつ、しつこいくらいに繰り返し話して聞かせる必要があります。

改革の
POINT

「こう変える」というゴールに向けて、プロダクションを問う会議に改善

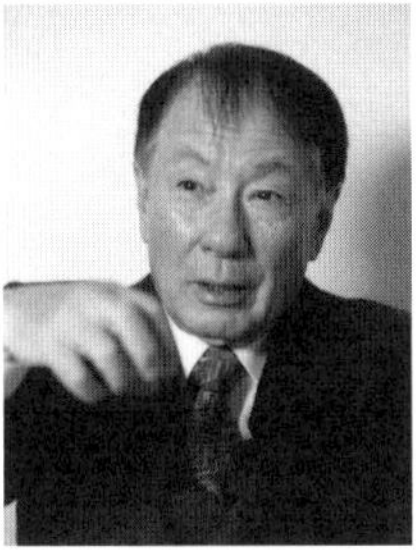

Naoki Yamanaka

組織は「人」で成るからこそ、その「質」を磨いていく！

第4章

仕組みを回す ポイントとは？

Chapter 4

ＩＴツールを活かした情報発信。〝ヒトの意識〟で効果・効率が変わる

つくり上げた仕組みが、仕組みのままで終わってしまっては、何の意味もありません。それが潤滑に回ってこそ、組織の強化と成長につながります。今の時代、そしてこれからの未来を予測すると、その大きな武器は、何といってもＩＴツールだといえるでしょう。

２０２０年は本来、東京オリンピックが開催されるなど、華やかな年になるはずでした。しかし、年初から新型コロナウイルスが世界へ広がり、日本でも感染拡大によって深刻な状況に陥っています。医療現場では医療崩壊への危機感が高まる中、４月に政府は「無症状に近い感染者が病院を受診し、ほかの通院・入院患者に感染させることがないよう、感染防御目的にて、受

診歴がない初診患者についても、インターネットを利用したオンライン診療を容認する方針」を固めました（2020年4月10日時点）。

このように、局所的な状況に応じてピンポイントでITを使うことによって、ITの利用価値をさらに高めることができます。明和病院の場合、オンライン診療ははじめていませんが、2009年にオーダリングシステムを導入し、電子カルテをスタートするなど、時代の変化に合わせて病院情報のシステム化に取り組んできました。オーダリングシステムというのは、医師や看護師が行う検査や処方などの指示を電子的に管理するシステムのことで、電子カルテは診療記録（カルテ）を電子化して保存・管理するシステムを指します。いずれも非効率性を改善し、業務効率化や生産性向上を実現するために、政府主導でその導入が進められてきたものです。

また、スタッフ間の情報共有や情報伝達のツールとして、グループウェアも導入しています。パソコンだけでなくスマートフォンからでもアクセスできるようにしてあるので、院内を忙しく動き回っているスタッフであっても、食事やトイレ休憩のちょっとした隙間時間に確認できる、となかなか好評です。そのほか、職員個人のメールアドレスも教えてもらい、必要事項を配信するという方法があります。ただ個人情報保護の観点から、プライベートな情報の開示については法律を遵守して、教えてもらう際に、目的外の使用はしませんという契約書もきちんとつくりました。現状、スタッフの7割ほどに登録してもらっています。新型コロナウイルス禍の際にはこれを有効利用し、スタッフの隅々まで方針や注意事項を何度も状況に応じて伝えました。

ＩＴは便利だが、お金がかかる

カルテをはじめ膨大な書類のほとんどが手書きだった医療業界では、こういった病院情報のシステム化によって、手書きの手間や時間がかなり削減できました。明和病院でも、院内ネットワークで情報を共有することによって伝達ミスを防げたり、患者さんの待ち時間を短縮できたりといった様々なメリットを享受できています。

実は、ＩＴツールを通じて、全スタッフが知っておくべき情報を配信できるようになったことが、前述したように、運営会議における重要度のそれほど高くない業務連絡や報告事項の省略を可能にし、問題解決型管理者研修会議へ移行することにも貢献したのです。また、職種や時間、空間など様々な区分で情報が分断されがちな総合病院においては、チーム医療を徹底していくためにも、情報共有のツールは欠かすことができなくなっているのです。

最近では、希望する患者さんに待ち時間の目安をメールで通知するサービスもはじめています。待ち時間の短縮にはなりませんが、目安がわかれば、その間にちょっとした用事をすませるなど、喜んでくださる患者さんもいます。これも局所的なＩＴの活用事例の一つでしょう。

しかし、医療分野のＩＴ化には、非常にお金がかかります。オーダリングシステムや電子カルテなどはイニシャルコストとして何億円もの資金がかかりますし、年々進化、変化する医療業界の変容に対応していくには数年ごとに更新する必要もあります。毎月のランニングコストもばかになりません。数百万円、年間では数千万円というお金が出ていくのです。その負担の大きさは、「ＩＴ業界のために私たちは朝から晩まで働いている」などと冗談交じりにぼやきが出るほどです。

そのため、税金のサポートのない民間病院では、すべてをＩＴ化することなど不可能であり、病院の懐具合と相談しながら優先順位をつけて、できるところからＩＴ化を進めるしかないといえます。医療は公的な部分も多い業界なので、国が音頭を取ってＩＴ化を進めるのであれば、ある程度国が主導する形でツールの標準化を行い、価格を下げる努力もしてほしいものです。

ＩＴ活用での本質的な改善とは？

日本は、病床の数は人口に対して多いものの、医師の数は相対的に少なく、不足しています。従って介護業界と同様、深刻な人材不足に悩まされている分、今後はＡＩなどのＩＴの力を活用する領域が、ますます増えていくことでしょう。医師を確保することが難しく、診療科も限定されがちな僻地《へきち》医療では、オンライン診療などのＩＴを利用した医療の提供が急務でもあります。

しかし、ＩＴというものは、あくまでも道具であって、肝心なのは、それを使うヒトだということを忘れてはいけません。新型コロナウイルスのときも人工呼吸器が話題になりましたが、あの装置を扱うには専門の知識を持った医師や看護師が1台当たり複数名必要になるため、装置は用意できても人的リソースの不足が大きな課題として取り上げられていました。

電子カルテが話題になり、国主導で導入が推奨されはじめたころ、電子カルテを入れれば情報共有が進み、医療事故がなくなるといったおとぎ話のようなことがいわれていた時代もあります。しかし、いまだに医療事故は日本でも、またIT化が進んでいるアメリカであってもなくなっていません。

要は、どれだけITツールが進歩しても、ヒトがヒトを診るという医療の基本は今後も変わることがなく、ツールを使うヒトの質が向上していかない限り、医療現場にある様々な課題の改善は進まないということです。

さらに、IT化によって業務効率が上がれば、生産性も上がると考えられていますが、それも誤解です。IT化によって、確かに一人当たりの業務量は減らすことができます。しかし、生産性が上がるかどうかは創出した時間をどのように活用するかで決まってくるのです。できた時間をダラダラ過ごしていては、生産性は変わりません。

結局は、空いた時間を価値あるものにできるかどうかはヒトにかかっており、教育・指導によってそのことに気づかせ、医療人としての成長を促していかない限り、ITは宝の持ち腐れで終わってしまうということです。

ほかにもITにはできないことがあります。医療においては、医師や看護師のちょっとした気遣いや親切が患者さんを安心させたり、勇気づけたりします。そういったヒトならではのぬくもりを感じられる接遇というものも、ITがヒトに太刀打ちできない部分です。

オンライン診療などをはじめとした医療のIT化を浸透させていくには、機能面の追求ばかりではなく、ヒトとヒトの間にある温かみを損ねずに、いかに遠隔地をつないでいくかといった点もポイントになっていくでしょう。これらは、一般企業のビジネスにも同様のことがいえます。つくった仕組みで効果を出すためには、ヒトの成長も同時に考える必要があるのです。

改革のPOINT

「IT」がどれほど進化しようと、扱うヒトの成長なしに生産性向上はあり得ない

部門の〝質〟は管理者で決まる。リーダーの「3つの資質」と「7つの要件」

組織の良し悪しは、要《かなめ》となる管理者、つまりリーダーの質で決まります。リーダーの質が低いと、組織を強くするためにつくった仕組みも宝の持ち腐れに終わります。

例えば、リーダーが上司の顔色ばかり気にして、言っていることがコロコロ変わるようでは、下の人間はどう行動すればいいのか戸惑うでしょう。もちろん、組織であるからには朝令暮改は避けられない面もありますが、その変化をチームとして受け入れ、動いてもらうには、「変わった理由」を論理立てて説明できなければなりません。「上司がそう言ったから……」では、誰も納得してはくれないでしょう。また、若手が何か意見を述べても、自分の考えと違うというだけで耳を傾けず、「俺の言うとおりにしていればいいんだ！」などとパターナリズム（父権主義）を強要したりするのも、部下の信頼を損なう原因になります。

逆に、何を聞いても曖昧な返答しかせず、進むべき方向を示さないリーダーや、優秀な部下の存在にあぐらをかいて現在の環境に安住しているようなリーダーでは、優秀な人材ほどついていこうとは思わないでしょう。そうして気が付くと、やる気のない、人の足を引っ張るような人ばかりが残り、組織はダメになっていきます。「悪貨は良貨を駆逐する」ということわざがあるとおり、〝ダメさ〟は放置しておくと組織内に伝染していくものです。

では、組織を活性化できる〝良いリーダー〟とはどのような存在でしょうか。

それには、「3つの資質」と「7つの要件」があると考えています。これらは、世の中の見識者たちが提唱しているものを参考に、私が形を変えてまとめたもので、それぞれ次のようになります。

リーダーの「3つの資質」として明和病院が求めているものは、理念である親切・信頼をベースとして、経営管理技術と医療技術&知識を兼ね備えることです。最も大切な土台となるものは、①「人間性」であり、病院理念を具現化するための模範として組織を牽引していける資質を持つことです。その次に、②理念浸透型・健康経営を実現すべくチームをまとめて引っ張っていくための「マネジメント力」が求められます。もう少しかみ砕いて説明するなら、仕事の進め方、させ方、PDCAの回し方、計画立案・実行といった力にたけていることだといえます。そして、③医術という専門領域に身をおくものとして、高い専門性と深い医療知識に裏付けられた、強い「業務遂行能力」があります。これらが、「3つの資質」となります。

医師である前にヒトである

次にリーダーに備えてほしい「7つの要件」ですが、次のようになります。

①社会的常識人

②リーダーという自覚と気概
③見極める力
④遂行力
⑤皿の大きさ
⑥熱意（こころざし）
⑦鈍感力

リーダーによって、それぞれ得手不得手はあるでしょう。それでも、良いリーダーとなるには、この7つの要件を少なからず兼ね備えている必要があるのです。それでは、一つひとつについて説明していきたいと思います。

①の「社会的常識人」であるというのは、医師である前に、人としての常識を備えておくべきだという意味です。医師の中には「医師であれば、何でも許される」などと勘違いしている人がいますが、医療というものは患者さんの気持ちに寄り添い信頼してもらわなければ成り立たない仕事であるため、

社会人としてのマナーや人に信頼してもらえる人間性は大前提として身に付けておくべきものだといえます。

また、風見鶏よろしく、すぐに考えがブレてしまうような人に、「ついていこう！」と思う人はまれです。やはり、自分が何を為すべきかをわきまえ、その目標に向かうための道筋を示せる人についていきたいと思うものでしょう。だからこそ、②の「リーダーという自覚と気概」を持つことが大切なのです。リーダーであるという自覚を持てれば、そこに責任が伴うことを理解し、自分で自分を戒めることもできるようになります。また、医療は患者さんを治すという大きな使命を担っているものだと自覚して、自ら模範を示すとともに下の人を教育指導していく気構えも持っていてほしいものです。

業務というものは、日常のルーチン業務と進化につながる創造的業務に分けられます。ともに必要な業務で、どちらが欠けても仕事は進みません。一方、人を相手にする病院における日々のルーチン業務は「質」という点でさらに二つに大別できます。一つは、「患者さんの状態、気持ちに寄り添いながらの作業」で、もう一つが「寄り添うことなど頓着しない機械的・表面的な作業」です。リーダーたるもの、部署の業務を見極めて後者の業務を見つけたなら可及的速やかに排除する必要があります。

このほか、リーダーは要所において物事を見極め、正しい判断を下す必要があるため、③の「見極める力」が重要になってくるわけです。

「明和の5S」の一つである④の「遂行力」は、やると決めたことをやり遂げる力です。組織の中に課題を見つけたなら放置せずに、詳しく実態を調べ、解決策を考え、改革・改善に向けて行動を起こします。たとえ一度で成果が出なかったとしても、PDCAを回しながら何度でも挑戦する粘り強さも、実行力という条件の中には含まれています。「使命を果たす」「目標を達成する」「課題をやり遂げる」など、リーダーが目指すべきゴールへ到達するには、実行力は欠かすことのできない条件といえるでしょう。

⑤の「皿の大きさ」とは、器の大きさや包容力と言い換えることができます。

生物は存続するために多様でなければなりません。組織の中には、多様な価値観や能力を持った人が混在しているものです。もし、リーダーの皿が小さいと載せられる品数は限られてしまい、載せてもこぼれてしまうものが出てきます。多彩な価値観や能力を受け入れ、力を発揮してもらうには大きな皿（器）を備えておく必要があるのです。小さな皿に窮屈さを感じて去っていくのは、往々にして優秀な人材だったりします。逆に、組織の中で多様な才能を活かしているリーダーの下には、自然と優秀な人材が集まってきます。そのため、リーダーの皿の大きさが組織の質を決めるともいえるのです。

⑥の「熱意（こころざし）」は、人を引っ張る原動力になります。目的を達成するために率先して汗を流し実行する人は信頼できますよね。熱量が高い人は、多少の困難は乗り越えられますし、一度失敗しても再び歩きはじめる活力を備えています。また、周りにいる人を巻き込んでいく力を持っている人も熱量の高い人が多いように感じます。

こういった人は、周りから見たとき頼もしく見えるだけでなく、「やりがいある仕事、面白い仕事ができそうだ」と感じさせてくれるからでしょう。

最後である⑦の「鈍感力」は、しなやかで打たれ強いメンタルのことです。リーダーは病院が掲げる理念や行動指針に沿って、メンバーのベクトルを変えていく必要があります。ときには、メンバーと意見が対立したり、ぶつかったりすることもあるはずです。そんなときでも、ブレずに自分を貫くには、ある程度鈍感でなければ、心が折れてしまいます。私も嫌なことは起きた端から忘れていくようにしていますよ。良きリーダーたろうと思うなら、「好かれる」のではなく、信頼される存在になる」ことを目指してください。

リーダーには、「稼ぐ」感覚が必須となる

リーダーの中でも部門長など、部署のトップを担う人には、7つの要件のほかにも備えておいてほしい条件があります。それは、「稼ぐ」という意識

明和病院で求められる3つの資質

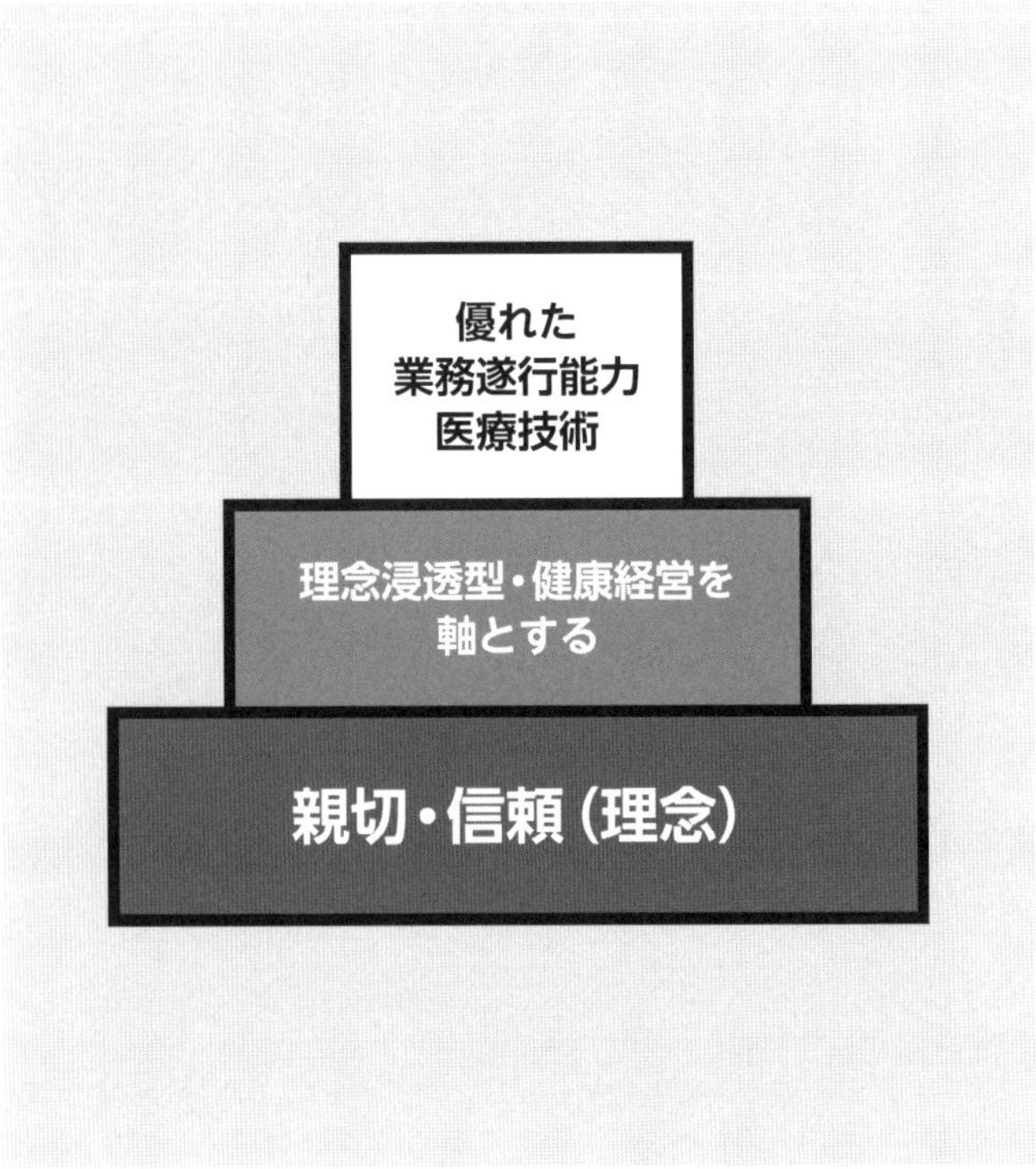

患者さんや職員などすべての人に対する親切・信頼がまず備わっているのは当然。その上で、高い経営管理技術と医療技術を兼ね備えた人に部下はついていく。

です。民間病院が存続していくには、全スタッフの雇用を維持し、患者さんに適切な医療を提供し続けなければなりません。時代の変化に対応していくためにはスタッフの教育や設備投資も怠ることはできません。そのすべてには投資が必要です。病院のトップはそのことを十二分に理解していますが、部門・部署を統括する長は、トップの収益を上げるという意識を見習い、自分の行動を変える責任を持ってほしいものです。

また、トップとの一体感をつくる責任があることも忘れないでください。トップとの「報連相」（報告・連絡・相談）を日常化し、トップが目指す目標を共有するとともに、その実現に向けた方策を検討、実行していくのが、部門長の仕事です。こういうと、病院経営の話とは思えないでしょうが、病院も一般企業も一緒。経営に関する考え方には、なんら違いはないのです。

改革の
POINT

「3つの資質」と「7つの要件」を理解して、仕組みを活用できるリーダーに！

臭いモノこそ、オープンに。クレームの内容・原因・対策を共有する

前述した「理念浸透型」「健康経営」「全員参加型会議」「問題解決・提案型会議」といった仕組みを潤滑に回し、強い組織をつくるために、明和病院が大切にしている「運営方針7訓」には、「問題点の可視化」という項目を入れてあります。組織としての「問題点の可視化」という姿勢は、改善・改革において、あらゆることに関連するものです。

仕事をしていれば、業務の中でヒヤリとしたりハッとしたりすることは誰しもあるものですが、それらのミスを隠蔽したり、蓋をして隠してしまうようでは、強い組織をつくることはできません。蓋をして隠しているうちに、中のモノが腐って悪臭をはなち、当初の想定を上回る被害をもたらすことになります。だからこそ、臭いモノほど、さっさと蓋を開けて可視化し、迅速・

徹底的に対応することが重要なのです。

特に、前述した「全員参加型経営」の項でも少し触れましたが、各部門の課題や起こった問題を共有することで、組織や業務を改善するためのアイデアを、みんなで出し合えることにつながります。

病院においてもヒヤリ・ハットは、いくつも存在します。申し送りが不十分だったり、できていなかったり。重要な変化を看護師から伝えられ、訪問診療を依頼されていたのにそのままになっていたり、緊急事態が起こったわけでもないのに診療遅延が生じてしまったり……。

本人にとっては容易にリカバーできる程度のミスで、たいしたことはないと思っていても、病気で不安になっている患者さんやその家族にとっては、ちょっとしたことが非常に不誠実な対応に見えてしまうものです。また、このくらいなら大丈夫……という気持ちの緩みは、医療事故を引き起こしてしまう原因にもなりかねません。

患者さんとその家族との行き違いは、病院の評判を落としてしまう原因となります。地域密着型の民間病院にとっては、地元の不評を買うことが経営に及ぼす影響は決して小さなものではありません。ましてや医療事故のような事態は対応を間違えると致命傷になる可能性だってあります。

それなのに、医療は非常に専門性が高いことから、「この程度のことなら黙っていてもわからないだろう」と考えてしまうのは絶対に避けなければなりません。その甘さが不意の事故につながっていくのです。

クレームの内容・原因・対処を共有する

今はインターネットにたいていの情報が載っています。しかも、デマやフェイクが多分に混じっているため、間違った情報が誤解を生み、患者さんやその家族の心証を一層こじらせてしまう危険もあります。

そこで明和病院では、ヒヤリ・ハットやクレームに対して徹底対応するために、「医療サービス改善・向上プロジェクト」を設置しています。元々、死亡や入院の延長、障害などにつながる症例やつながる恐れのある症例などについては、「有害事象報告書」にまとめて提出することを義務付けていましたが、それに当てはまらない、何らかのトラブルや苦情も日々起こります。ここでは、それらもすべて報告書にして提出するというルールにしたのです。

ここには、患者さんやその家族への対応上の問題事例、入院患者さんに記入していただくアンケート、外来アンケートのほか、現場の報告事例から収集した情報が含まれています。

報告書には発生日、発生部門、問題の内容、当事者を記入するとともに、対応策を考えて、その内容と実施責任者を明記。大きな問題については、当事者とその関係者だけでなく、当該部署長、部門長、副院長、院長にまで届くようにしました。

改善の有無を見るためのフォロー検証が必要な場合は、対策がきちんと行われているか、現場の様子を確認するところまでプロジェクトで対応。対策が一時的なもので終わっては意味がないため、3カ月後に継続対応できているか、念を入れて検証作業を行っています。

また、こういった対応策は病院の質を高める財産だと考え、関連部署に公開し、自主的な改革につなげてもらうようにしました。

臭いモノの蓋を開けることは、自分のミスが周囲に知られることであり、誰しも恥ずかしいものですから、自分で自分を戒めるといった効果も期待できます。また、ミスやトラブルは、不注意や技術不足だけでなく、親切心の欠如といったことが原因でも発生します。患者さんからのお願いや疑問に対して、スタッフが不誠実な対応をすれば、納得できない患者さんからのクレームに発展することが少なくないからです。ただ、この仕組みが機能するようになってから目に見えてクレームが減りました。

この仕組みを構築する上で一つ工夫したところは、プロジェクトの責任者に看護部長を任命したこと。医師はどうしても所属診療科に対して遠慮がちなところがあるだけでなく、他科から「トラブルを改善せよ」などと言われると多少なりとも反発を覚えてしまうものだからです。診療科や部門の垣根を越えて協力することができている明和病院でも、そういった何がしかの配慮が必要だと考えました。その点、様々な診療科、部門と広く連携する看護部であれば、公平な立場で各診療科にものがいいやすいと判断したのです。

このように、ミスやクレームをオープンにするという「問題点の可視化」は、組織の質を高めるために必要なことを気付かせるという仕組みの中で、そのきっかけをつくるという意味で、とても大切なものだといえます。

改革の
POINT

ミスやクレームをオープンにすれば、スタッフの気持ちが引き締まる

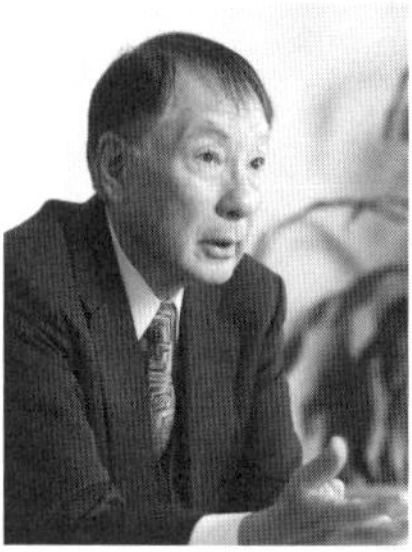

Naoki Yamanaka

「生き残るための
人材教育。
愛情と汗で、
効果を高める！」

第5章

〝やる気〟と〝成長〟を促す

Chapter 5

〝学び〟の重要性に主眼をおく。若手を育てれば、組織は伸びる

厳しい競争の中で、組織を強くして生き残っていくために、教育や人材の育成は最も重要視すべきテーマの一つです。メンバーの〝やる気〟を促し、〝成長〟させることによって、組織は新たなステージに向かっていけることになります。このような観点で、明和病院「運営方針7訓」には、「教育重視」という項目がありますが、教育こそは、組織発展の根本といえるでしょう。

これまでもお話ししてきましたが、医師は患者さんの病気を治し、喜んで退院してもらうことを使命とします。そのために医療技術を磨き、患者さんを安心させられる接遇を身に付け、親切心をもって寄り添うことが大切です。ただし医療は日々進歩しています。かつて死の病などといわれていた「がん」も、早期発見できれば治せる病気になっています。これも、医療技術の進歩

のおかげにほかなりません。しかし、進歩した医療技術を自分のものとし、患者さんへ適切に提供できるかどうかは一人ひとりの医師にかかっています。常に新しい技術にアンテナを張り、その習得に積極的でなければ、使命を果たし続けることはできません。医師は、生涯学び続けなければならない職業なのです。生涯学習として、学会発表回数を賞与に反映させていたこともありました。これからの病院の在り方という点においても、専門領域の深化と多能化が重要であるため、学びの重要性はより一層高まっていくのです。

一樹一穫なるものは穀なり、
一樹十穫なるものは木なり、
一樹百穫なるものは人なり

これは中国の古典『管子』の一節です。「わずか一年先のことだけを考えるなら穀物を植えればよい、十年先のことまで考えるなら木を植えなければならない、末永く先のことまで考えるならば良き人を育てなければならない」

という意味で、一つから百を生み出すのはヒトであるため、大きなことを成し遂げるにはヒトを育てなさいということを伝えています。

医療には、様々な薬や装置、設備が必要で、今後はＡＩも導入されていきます。しかしながら、それを扱うのはヒトなのです。時代は常に進化しますが、その変化を敏感に察知して、柔軟に対応するために自分を変えていけるのは人間にしかできないことです。だからこそ、組織を伸ばすためには、教育を重要視する必要があります。

そして、教育や人材育成の主体対象は、いかなる組織においても、まずは「若手」で在るべきです。そこで、私が明和病院に赴任してすぐに取り掛かったのが、「臨床研修指定病院」になることでした。

将来を担うのは若手である

医学部を卒業して医師免許を取得したら、卒後2年の間、研修医として病院に籍を置き基本的な手技や知識を身に付けます。この研修医を受け入れることのできるのが「臨床研修指定病院」です。ただ、この種の病院になるには、一定の基準を満たした上で厚生労働省の審査をクリアしなければなりません。そのため、私は明和病院に赴任したとき当時の院長に、「将来の成長のためには、少なくとも臨床研修指定病院にならなければならない」と進言しました。基準要件の一つである死体解剖にも自ら参加し、その件数を増やすことに励んだものです。医師にとって研修医の時期は、様々な診療科をローテートして経験を積み、進む専門分野を選択する貴重な期間となります。だからこそ、この段階から「若手」育成に携わろうと考えたのです。

また私が、「臨床研修指定病院」を目指したもう一つの理由は、医療の将来を担う若い世代の医師を育てるということは、同時に、育てる側も成長していかねばならないという視点からです。

若い世代と交わることは、明和病院の医師にとっても良い刺激になります。

医療技術という点では、先輩医師のほうが優れているでしょうが、医師を志し、多くの希望に満ちている研修医と身近で接することは、医師としての自分を振り返り、現状を自己検証する機会になるはずです。こういった刺激が、医師をはじめとしたスタッフの前向きさ、積極性を引き出し、明和病院の成長のためにも必要不可欠だと考えたのです。当初は候補者の確保に苦労しましたが、研修医教育に熱心に取り組んできた結果、最近では、年々候補者が増え、2020年度からは厚生労働省に、受け入れ可能人数の枠を一学年4名から6名にまで増やしていただくことができました。喜びもつかの間、来年の公募人数は、残念なことに都市部での医師偏在を解消すべく、5人に減らされました。ただ今では、明和病院の評判も上がり、臨床研修の希望倍率は3倍にまで上がっています。

人気の理由は、卒後臨床研修プログラムならではの特徴にあり、それは、診療科の垣根を越えた幅広い知識と感性の習得を目標にしているところです。縦割りの診療科別研修のほか、2年の研修期間中、「明和ER」に継続的にかかわるようにプログラムを組みました。定期的な救急症例カンファレンスや各科専門医による救急ポイントレクチャーなどを通じて、救急実践的な診療能力、トリアージ能力を身に付けることができます。

通常、大学病院などでは研修医が救急医療を経験する期間は1カ月程度のものです。しかし明和病院では、研修期間中の2年間は当番制でER診療を経験してもらいます。救急医療の現場では、様々な病気を負った患者さんに対して、迅速、かつ臨機応変な対応が求められ、なかには一刻を争うような患者さんもおり、そこで体験できる医療現場の緊張感や膨大な知識と経験に裏付けられた的確な処置を目の当たりにできる環境は、医師として大きく成長する機会にあふれているといえます。

改革のPOINT

優秀な若手スタッフを育成することは、組織全体のレベルアップにつながる

部門の垣根を越えた〝相互支援〟で、視野を広げる教育を！

第2章で、社会のニーズに応えるために、明和病院が育てていこうとする人材は、専門性を持ちつつ多能化した医師である「ゼネラルスペシャリスト」だと説明しました。これは、病院だけでなく、成長を遂げようとする企業・機関・団体であるなら、同種の人材を育てることが必須だといえるのではないでしょうか。

病院の診療科は〝臓器別〟に細かく分類されてはいますが、人間の体は、すべての臓器が関係しあっていて、例えば、食道から胃、小腸、大腸という一連の流れの中で互いに連携、協調しながら食べ物を消化して栄養分を体内に吸収、余分なものを排泄しています。診療科のように臓器ごとに独立などしていないのです。
また、おなかが痛いけれど、原因は胃や腸ではないといったこともあるように、症状と原因が異なる場合、狭い領域の専門性だけでは原因を特定できないこともあります。そのために医師は、病気を俯瞰して診る力を養う必要があります。

大学病院では、臨床研修期間終了後は細分化された専門別の診療科に就職し、そこで専門医になるべく修練していきます。明和病院でも基本的には同様ですが、大学病院とは違って、本人が希望すれば、研修医と同様、専門診療科をローテートできるという柔軟な制度にしています。つまり、内科系内(一般、消化器、糖尿病内分泌、循環器、血液など)や外科系内(消化器、一般、呼吸器、乳腺内分泌)で、医師が望めば柔軟に対応できるようにしたのです。これは、内科系なら内科系の、外科系なら外科系の、多様な専門性を身に付けさせて、多能化していくために取り入れた制度だといえます。

医師にとっては、専門医を目指しながらも、ベースを広げていくことは大切であり、若い時代に裾野を広げることは後々になって役立ちます。私自身も消化器外科医師生活の後半は、肝胆膵・移植外科医に特化しましたが、前半の若いころは、消化器全体、乳腺、小児外科など多岐にわたり学ばせていただきました。さらに、視野を広くしておくことは、育成側に立ったときも有益となります。

また、前述したように明和病院では、内科、外科、放射線科、病理などが一緒にカンファレンスを行うようにしていますが、これは、部門の垣根を越えて情報共有を促して相互協力を促進するという意味だけでなく、教育的観点からも非常にプラスに機能していると感じています。

〝知ろう〟という好奇心が起これば、ヒトは伸びる

私自身、大学病院から明和病院へ移ってきて、専門の消化器外科以外の診

療領域に触れることで、いろいろなことを学ぶことができたと実感しています。大学病院のころは外科の専門医であり、そのほかのことはほとんど知らなかったのです。「感染対策」や「医療安全」といった、医療において極めて重要な分野は、明和病院へ来てから学ばせてもらったものといえます。

ちなみに、「医療安全」というのは、患者さんに安心・安全な医療を提供するため、医療事故の防止対策や発生したときの対策法などを整備して、医療安全管理の強化・充実を図ることを目的とした活動です。

これらは、病院運営に際して本質的に重要なテーマなのですが、臓器別診療が当たり前だった大学病院時代は、専門領域以外に触れる機会が極端に少なく、また、これらのことを意識しなくても通用していたため、〝知ろう〟という視点が自分の中で生まれなかったのです。

ヒトは、〝気づく〟ことで学ぼうとする生き物ですから、仕組みを整備して、様々なものに触れ、気づく機会をつくってやることも、人材育成においては大切だと思います。

明和病院で新たに肝胆膵外科をはじめようと思ったときは、不慣れな看護師さんたちに手術や術前・術後管理に関することを教える「10分間レクチャー」を毎週行い、1年間ほど続けたものです。

さらに、教育推進会議を設けて教育研修の活性化に尽力し、医師だけでなく、コメディカルや事務部門など、全スタッフが学ぶことができるような様々な機会を設けました。そのために150〜200人が、一堂に会して研修できる大講堂をつくりました。これは私の、夢の一つでした。

医師を対象とした臨床研修プログラムの特徴についてはお話ししましたが、そのほかにもランチョンセミナーやイブニングセミナー、イブニングWEBセミナーなど多様なメニューを用意。高名な先生を講演者として招いて、地域医師会の先生にも参加していただけるSingle Topic Conferenceも開催しています。看護部は、クリニカルラダー（看護師の臨床実践に必要な能力を段階的に表現したもの）のレベルに合わせて、集合研修を実施。基礎能力の育成を目的としたノバイス（新人）研修にはじまり、レベル3研修では他部署の治療・看護を体験するなど、看護のジェネラリストを目指して段階的に知識を深めていけるプログラムを構築しました。

ここまで教育に力を入れる理由は、スタッフ一人ひとりの能力を高めていくことが、明和病院の成長に欠かせないファクターだからです。

こころざしの低い人をいくらそろえても業績は向上しません。逆に少数であっても、やる気と能力を兼ね備えた人材を育成すれば、どんな組織であっても、大きな成果を出すことができるのです。

改革の POINT

専門以外の業務に触れる機会を提供すれば、〝骨太〟人材へと育っていく

教育に必要なのは、愛情と汗。「熱量」を上げて効果を高めていく

人材教育には、教える側と学ぶ側の関係値を考える必要があります。一つは、それぞれが持つベースの「知識量」というもの、もう一つは、それぞれが向かい合ったときの「熱量」というものです。

まずは、「知識量」について考えてみます。

若いころに読んだ本を数十年ぶりに読み返してみると、当時は気づかなかった登場人物の心の機微や作者の思いが感じられて、ひと味もふた味も違った楽しさを味わえることがあるでしょう。それは、数十年の間に自分自身が様々な経験を積んだことで頭の中の知識の引き出しが増え、思いを巡らすことのできる範囲が大きく広がっているからです。実は、学びにも同じよ

うなところがあります。最初はまったくわからなかったことでも、関連する知識を身に付けるとわけもなく理解できたり、新たな興味が湧いてきたりするものです。

つまり、同じことを教わっていてもベースとなる知識が多いほど、そこから吸収できる情報も多いというわけです。

一般企業における人材育成に、「OJT＝On the Job Training」と「OFF－JT＝Off the Job Training」がありますが、成果を高めるために、両者を組み合わせる教育手法を取るのは、そのためといえます。

「OJT」とは、現場で働きながら必要な知識を学んでいく育成方法で、実践的な能力が身に付きやすいのが最大のメリットといえます。しかし、OJTには課題もあります。通常業務を行いながら指導するため、指導担当者が忙しいとき教える内容が不十分になってしまう恐れがあるのです。

指導担当者には、通常、入社3～5年目くらいのいわゆる「デキる社員」

が抜擢されます。それは、優秀な社員が教える方が吸収できるものが多いと考えるからです。ただ、優秀な社員には仕事が集中しがちで忙しく、指導に十分な時間が取れないという現実があり、また、優秀ではあっても万能ではないため、教える内容にも偏りが出ます。実践的な狭い範囲の知識を深めるのには適しているかもしれませんが、業務全体を俯瞰して、どのような役割を果たしている仕事なのか、どのような業務と連動しているのかといったことまでは見えてこないわけです。

そこを補うために、「ＯＦＦ－ＪＴ」が存在します。これは、通常業務以外の時間を使って行われる研修のことで、入社直後の基礎研修や座学、セミナーなどがこれにあたります。ビジネスの基礎や理論、原理・原則といった知識の土台を築くための知識を学ぶ研修です。実際の業務に使うには応用が必要な知識がほとんどですが、学ぶ側はビジネス全体を体系的に学べるため、ＯＪＴで吸収した情報を整理して知見へと昇華させる際に役立ちます。

逆にいえば、基礎ができていないうちに応用ばかり教えられても、そこから吸収できることは限定的だということです。そこで明和病院では、様々な研修機会を設けることで、多角的に基礎を固められる育成を心掛けています。

この、「OJT」と「OFF-JT」を組み合わせて組織のメンバーを育成していくように、人材教育は、教える側と学ぶ側が持っている「知識量」を考えながら、その最大効果が得られるシステムを構築する必要があります。これは病院といった組織だけでなく、専門性の高い商品やサービスを扱う一般企業でも、同様のことがいえるはずです。

愛情と汗で、人材教育の効果は変わる

また人材教育における「熱量」ですが、言い換えれば〝愛情〟ということになります。これは、精神論だとか、古いと思われる方がいるかもしれませんが、私は教育において、とても重要な要素になると確信しています。

教育は双方向のものです。だからこそ、教える側の「教えよう」という気

持ちと、学ぶ側の「吸収しよう」という思いの両方が合わさったときに、最も効果が出るものです。しかも、両者の間には相乗効果が見られます。
例えば、学ぶ側が「この人は、私を成長させようと一生懸命になってくれている」と感じられれば、教える側が少々怒ったとしても、学ぶ側の「熱量」は上がっていきます。逆に、学ぶ側の「学ぼう」という意欲が感じられれば、教える方も張り切るものです。互いの熱量が高まっていけば、それは信頼関係となり、教育の効果が一層高まってくるといえます。熱量のない関係ではパワハラという言葉が生まれかねません。

ただ最近は業務効率化の観点から、研修などを外部に丸投げして任せるところがあります。私はそれには大反対です。外科医師の世界には手術見学というものがありますが、学ぶ側にとっては、自分が手がけたこともない素晴らしい手術をいくら見学しても、「すごかったな」で終わってしまい、その手術ができるようにはなりません。ある程度その方面の手術ができるようになった暁にポイントを定めて見学すると、多くのことが学べます。つまり丸投げ研修しても、組織は成長しません。組織を発展させていくために最も重要といえる〝人材〟の育成は、まずはその組織にいる人が〝汗〟をかいて研修役を引き受けなければなりません。この〝汗〟も「熱量」になっていきます。外部に求めるのは、それで足らない部分、どうしたらいいかわからない部分だけにすべきなのです。

また〝汗〟をかいた教える側の人は、その分、成長していきます。それが結果的に、組織の中での総合的かつ効率的な人材育成につながっていくはずなのです。ただ、様々な施策を実践しても部下が育たなければ、教える側は「自分に育てる能力がなかった」と考えなければなりません。決して、「部下がダメだった」と思ってはいけないのです。ここが大切なポイントです。

改革のPOINT

〝熱量〟が高い教育で、教える側と学ぶ側の相乗効果が生まれる

教育に必要なのは、愛情と汗。「熱量」を上げて効果を高めていく

〝学ぶ意欲〟の刺激によって、モチベーションがアップする

教育とは双方向のものだと話しましたが、学ぶ側の意欲を高めてくれる重要な要素の一つに「モチベーション」があります。「動機付け」や「目的意識」ですね。医師になったばかりのころは刺激にあふれ、毎日が気づきの連続ですから、学習意欲も高いレベルを維持しやすいでしょう。

しかし、「成長したい」という思いだけでは、どこかで息切れしてしまうものです。そんなとき、もう一度「モチベーション」を高めてくれるのが、成長したという実感や達成感です。例えば、新たな手技を身に付けて治療に役立てられた経験や、成長したことを誰かに認めてもらうこと、そして、自らの行動が社会貢献に結びついていると感じられたときなどでしょう。

つまり、「承認欲求」が満たされた瞬間だといえます。

医療現場においては、患者さんの病気が治って喜んでいただけることが、大きな達成感を得られる瞬間ですが、そのほかにも学んだ成果、研究した成果を世に伝える機会をつくれないか――そんな思いも背景にあり、院長に就任後には「年報」を、しばらくしてからは「明和医学誌」を毎年発刊するようにしました。

中規模の民間病院としては珍しいかもしれませんが、「明和医学誌」は明和病院・各診療科、各部署の学術活動をまとめたもので、その内容は医学中央雑誌にも収載されています。また、掲載した論文から最優秀賞を選んで、毎年、執筆者を表彰するなど、メンバーの「モチベーション」を後押しするような仕組みをつくりました

このように業績を記録として残すことは、後世にとって重要なことです。ただ、さらに有益なことは、医師が自らの一年間を振り返って反省したり、問題点に気付いたり、達成感を味わったりすることです。ただ単に仕事を

こなしていくだけではモチベーションは生まれませんし、進歩もありません。また、医学誌に論文を投稿することで知識も増えますし、同時に、執筆する際には他者の論文も参考にして読むことになりますので、自らの知識の狭さに気づいて、謙虚になれるというメリットもあります。成長にとって、謙虚さは大切なことです。これがなければ、何でも知っているような気になり慢心してしまいます。

2016年11月には、「明和医学研究所」という組織を立ち上げましたが、それまで刊行していた「明和医学誌」の刊行を、ここでするようにしました。この「明和医学研究所」の目的は、①「臨床研究の推進によって、医学の発展に寄与し、臨床の現場、すなわち日常診療に還元し、社会貢献すること」、②「病院内の教育研修によって人材育成を図ること」、③「病院の学術活動を集約し推進すること」です。

論文や学術発表の数は、年々増えており、近年では、学会発表も年間

180前後を維持しています。こういった、診療行為だけでは味わえない達成感を医師・コメディカルに提供することも、やる気を引き出すきっかけになっているといえます。

学ぶ側と教える側の視野を広める

また、院内におけるちょっとした「モチベーション」向上施策には、月1回開催している「ランチョンセミナー」があります。これは、私が1970年代に留学したアメリカ・サンディエゴの大学病院で毎週開かれていたセミナーを参考にしたもので、それは、サンドイッチを食べながらのリラックスした雰囲気が特徴でした。

「ランチョンセミナー」も、同様の気軽さの中で学ぼうというものですが、その講師役は、明和病院内の医師や職員に務めてもらっています。講師役を務めること自体が、自らを高める契機ともなりますので、一石二鳥です。

“学ぶ意欲”の刺激によって、モチベーションがアップする

自分が学んできたこと、身に付けてきたことを後進に伝える機会というのは、「学ぶ側」だけでなく、「教える側」にも様々な気づきをもたらしてくれます。まず、人にわかりやすく説明するためには、積み上げてきた情報を、一度、棚卸ししてから体系立てて整理する必要があります。実務の中で培った知識や知恵というものは、意外とインプットしただけで終わっているものが少なくなく、ほかの情報と関連付けながらの整理はされていません。

そのため、体系立てて考えることで、それまで気づかなかったこと、見落としていたことを発見できたりします。

また、感覚的に理解していることを「言語化する」という行為も、学びという点では有益です。論文などは、書くことによって自分の仕事の目的や主張、課題などが明らかとなり、成長の糧になったりするものです。

このように、組織内での教育に力を入れることで、教わる側も学ぶ側も新たな発見や知恵を身に付けることができ、これは前述したように、組織そのものをより強くすることにつながります。教育の機会をたくさん与えること、同時に、学ぼうとする「モチベーション」を高める仕組みをつくること、この両輪を整えることで、組織に教育の風土が根付いていくのです。

そして、その仕組みを時代に合わせて微調整していくことで、若手が育ち、次世代の若手を教育・指導していくという好循環が生まれます。これが、組織の持続的な成長の原動力になるのです。

明和病院は、こうした取り組みを続け、地域の〝中核病院〟として、さらに成長、発展を続けてまいります。

改革の POINT

モチベーションを高めることで、組織の好循環がさらに進む

"学ぶ意欲"の刺激によって、モチベーションがアップする

おわりに

明和病院は、西宮市という人口50万弱の文教地域という恵まれた環境にあります。しかし、周りには規模の大きい大学病院、自治体病院などが存在し、財政基盤の脆弱な民間の中規模病院の経営は決して楽なものではありません。このような中、当院が地域にいかほど貢献できてきたのかをつづってみようという思いでまとめたのが本書です。このような本を出版してはどうかと、プレジデント社さんからのお誘いが契機となり、ようやく形にすることができました。医師出身の院長が経営者を気取って何をいうのか、とお叱りを受けそうですが、記録として残しておこうと考えた次第です。

私が明和病院の院長・理事長を拝命してからのおよそ15年は、臨床研修制度の発足や包括医療制度の導入といった数々の医療制度の変革や患者さんの視点の変化など、経営環境が大きく変動していった時代でした。

しかし、「患者さんをしっかり、親切に診るという医療の基本は古今東西変わりなし」という信念のもと、まずは自分のできる肝胆膵領域の医療を継続していこうと汗をかきながら頑張っていると、知らぬ間にいい人材が集まり、診療領域が広がり、専門性も深まっていきました。

当初は40名少々だった医師も90人台へと増え、各部署の意識も変わっていったように思います。人材がそろうことで、がん領域に特化した明和キャンサークリニックや病気の早期発見・予防に貢献する明和総合健診センターなどの医療施設や設備の有用性も高まりました。病院のハード面とソフト面の充実により、収益も約2倍強にまで伸びるなど、着実な成長曲線を描くことができています。

ただ、改革というものは一人でできるものではなく、同じ思いを持った仲間の協力が不可欠です。

「ベクトルは一つ」「継続は力なり」を基本とし、ときに鈍感力を発揮しながら自分の思うように進むことができたのも、スタッフの我慢強い忍耐力と協力があったからこそと深く感謝しています。

ここで改めて、私の変わることのない信念について書き記しておきたいと思います。日本の大学病院における医局制度といった環境や医師の意識は、社会的にみれば旧態依然としたところがあります。だからこそ、「これでは通用しない」「屁理屈抜きに看護師やコメディカルなど他職種とフラットに働く意識を育まなければ患者最適の医療など提供できない」と考え、医師独特のわがまま払拭に力を入れてきました。また、「働いても働かなくても報酬は同じ」といった不平等をなくすべく、理念に直結させたシンプルな評価制度へと変革し、さらに「患者さんに寄り添う」という基本的診療姿勢を徹底させるため、繰り返し、粘り強く、今も全スタッフに語りかけ続けています。

ＩＴやＡＩなどの診療ツールは進歩し、最近では新型コロナウイルス禍を契機にオンライン診療の基準も緩和されました。今後の医療を語る上で、先端技術を無視することはできないでしょう。しかし、最後に必要なことはやはり、face to faceの関係です。この基本をおろそかにしてしまっては、医療の質は担保できませんし、理念である「親切」「信頼」の実現も不可能です。「変わりゆくもの」と「変わってはいけないもの」をきちんと見極め、変わってはいけないものをしっかりと守り続けていく――それが経営の基本なのではないでしょうか。そして、変わってはいけない基本原理というものは、病院だろうと企業だろうと変わりはなく、いたってシンプルで当たり前のことだったりします。そのことが読者の皆様に伝われば幸甚です。

最後となりましたが、本書の出版にあたってご尽力いただいたプレジデント社の金久保 徹さん、八色祐次さんには心より感謝申し上げます。

2020年7月吉日

医療法人明和病院 理事長／院長　山中若樹

「明和病院」資料集

■病院理念

親切で信頼される病院を目指します

■基本方針

視点を患者様に置く
安全文化を醸成する
急性期病院として医療の質を高める
医療連携を大切にする
生涯学習に努める
働きがいのある職場環境をつくる

■明和病院概要

〒663-8186 兵庫県西宮市上鳴尾町4-31

電話：0798-47-1767　FAX：0798-47-7613

●病床数／357床（一般314床、地域包括ケア43床）

●外来患者数／約900人／日

●アクセス／阪神電鉄 鳴尾・武庫川女子大前駅から徒歩約5分。阪神電鉄 甲子園駅から徒歩約10分。JR 甲子園口駅から車で約7分。名神高速 西宮インターチェンジから車で約4分。阪神高速神戸線 武庫川ランプ（大阪方面より）から車で約5分。

■診療科目

総合診療科／消化器内科／循環器内科／呼吸器内科／内科／糖尿病・内分泌内科／血液内科／腫瘍内科／一般・消化器外科／乳腺・内分泌外科／呼吸器外科／ペインクリニック外科／整形外科／リハビリテーション科／産婦人科／小児科／眼科／耳鼻咽喉科／皮膚科・にきびセンター／形成外科／泌尿器科／放射線科／歯科口腔外科／麻酔科／腎・透析科／臨床検査科／病理診断科／救急科

付属施設

明和キャンサークリニック：「放射線診断科・放射線治療科・PET診断・核医学診断・温熱療法」

総合健診センター／明和ER（Emergency Room）／訪問看護センター明和

めいわクリニック（有料老人ホーム 「エレガーノ西宮施設」内）

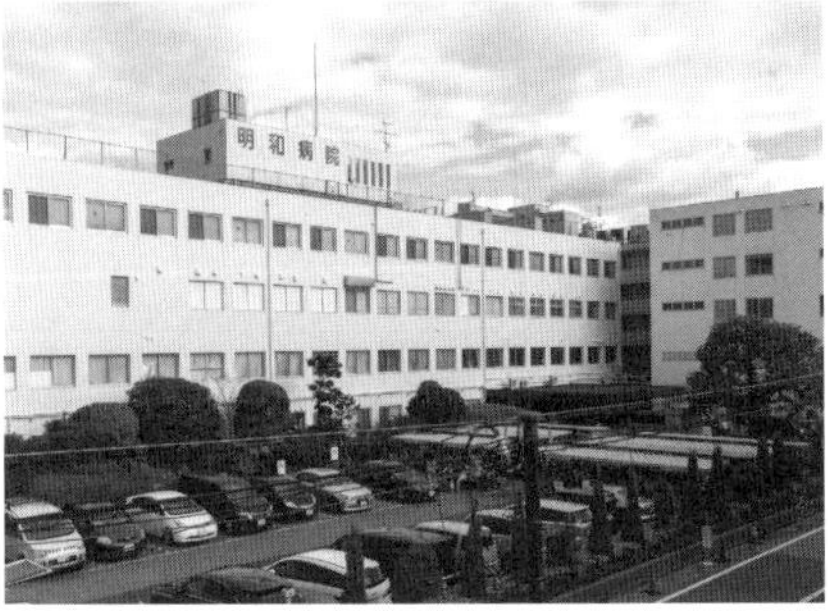

明和病院

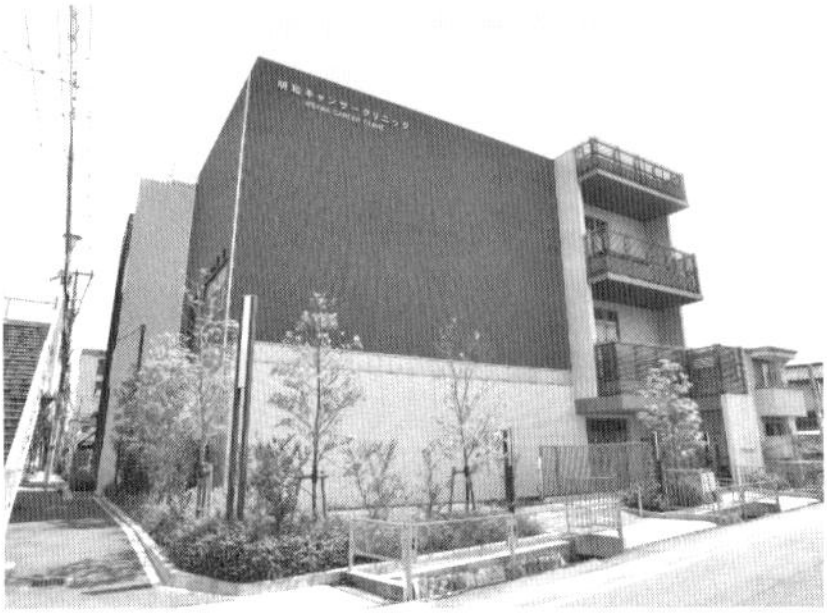

明和キャンサークリック

■明和病院　沿革

昭和17年9月　川西航空機株式会社の付属病院として創設
昭和20年10月　明和病院として一般診療開始
昭和29年10月　医療法人組織に改組
昭和30年3月　総合病院として発足
昭和36年10月　中央館竣工（昭和43年増築、平成14年増改築）
昭和41年3月　看護師宿舎新設（昭和47年増築）
昭和48年3月　東館竣工
昭和49年3月　本館竣工
昭和49年4月　明和高等看護学院（明和看護専門学校）開校
昭和51年8月　透析室新設（24床）
昭和59年10月　北館竣工
平成3年7月　ナースハイツ（看護師寮）新設
平成4年11月　南館竣工
平成5年3月　ジュネス浜甲子園（看護師寮）新設（平成25年改築）

平成5年5月　透析室増設（65床）
平成9年7月　訪問看護センター明和開設
平成11年5月　病院機能評価　種別B認定
平成12年4月　居宅介護支援事業所開設
平成15年11月　臨床研修指定病院に指定
平成16年8月　病院機能評価（Ver.4）認定
平成19年10月　新病院理念、基本方針を制定
平成20年7月　手術室増設（6室）
平成21年7月　病院機能評価（Ver.5）認定
平成21年7月　DPC対象病院に認定
平成22年1月　電子カルテシステム導入
平成22年6月　新東館竣工、総合検診センター・明和ER開設
平成24年7月　手術室増設（7室）
平成24年10月　ICU開設
平成25年3月　明和看護専門学校閉校
平成25年4月　無菌室新設（2床）

平成26年3月　病院機能評価（3rdG:Ver.1.0）認定
平成26年4月　明和キャンサークリニック開設
平成27年9月　外来化学療法センター開設
平成27年10月　訪問看護センター明和サテライト（出張所）開設
平成28年4月　地域包括ケア病棟開設
平成28年10月　鳴尾在宅療養相談支援センター開設
平成28年11月　明和医学研究所開設
平成29年4月　地域包括ケア病棟を療養型から一般床に届け出変更
平成31年1月　無菌室増設（2床増設）
平成31年2月　救急告示病院に認定
平成31年4月　高周波温熱療法（ハイパーサーミア）導入
令和元年5月　病院機能評価（3rdGVer.2.0）認定
令和2年5月　めいわクリニック開設（エレガーノ西宮シニアレジデンス内）

神戸・西宮「明和病院」20年の軌跡
改革者
～"自然体"を貫いたリーダーの実践術～

2020年8月1日　第1刷発行

著　者　山中若樹
発行者　長坂嘉昭
発行所　株式会社プレジデント社
〒102-8641
東京都千代田区平河町2-16-1 平河町森タワー13階
https://www.president.co.jp/　https://presidentstore.jp/
電話　編集 03-3237-3733
販売 03-3237-3731
販　売　桂木栄一、高橋 徹、川井田美景、森田 巌、末吉秀樹

構　成　八色祐次
装　丁　鈴木美里
撮　影　加々美義人
校　正　株式会社ヴェリタ
制　作　関 結香
編　集　金久保 徹

印刷・製本　大日本印刷株式会社

ISBN978-4-8334-5154-3
Printed in Japan